Haider-Strutz
Pataki

Übungsbuch
Anatomie
Biologie
Physiologie
für Gesundheitsberufe

3., überarbeitete
und erweiterte Auflage

Isabel Haider-Strutz
Marianne Pataki

Übungsbuch
Anatomie Biologie Physiologie
für Gesundheitsberufe

3., überarbeitete
und erweiterte Auflage

facultas

Dr.[in] Isabel Haider-Strutz

Medizinstudium in Graz, Ausbildung zur Ärztin für Allgemeinmedizin am Kaiser-Franz-Josef-Spital (Klinik Favoriten) und am Wilhelminenspital (Klinik Ottakring) in Wien. Langjährige Lehrtätigkeit an der Schule für allgemeine Gesundheits- und Krankenpflege am Kaiser-Franz-Josef-Spital (Klinik Favoriten), FH-Lektorin an der FH Campus Wien (Hochschule Campus Wien).

Marianne Pataki

ist Grafikdesignerin und freischaffende Künstlerin.

Eine geschlechtergerechte Schreibweise wird in diesem Buch vorwiegend durch die Verwendung der Schreibung mit Doppelpunkt : realisiert. Ist eine korrekte, alle Endungen berücksichtigende Schreibung auf diese Weise nicht möglich oder erfordert sie Ergänzungen, die den Lesefluss hemmen, so werden – stellvertretend für alle Geschlechter – die weibliche und männliche Form abgewechselt.

Bibliografische Information der Deutschen Nationalbibliothek

Die Deutsche Nationalbibliothek verzeichnet diese Publikation in der Deutschen Nationalbibliografie; detaillierte bibliografische Angaben sind im Internet über http://dnb.d-nb.de abrufbar.

3. Auflage 2025

facultas Verlag, Wien, Österreich
www.facultas.at, office@facultas.at
Abbildungen und Umschlagbild: Marianne Pataki
Kreuzworträtsel erstellt mit XWords: https://www.xwords-generator.de/de
Satz: Florian Spielauer, Wien
Lektorat: Susanne Müller-Posch, Klagenfurt
Druck: finidr
Printed in the E. U.
ISBN 978-3-7089-2566-0

Inhalt

1 Einleitung

Eine Möglichkeit zum Üben, Überprüfen von bereits Erlerntem und zum Erkennen von Wissenslücken – das ist die Idee hinter diesem Buch. Die Abfolge der Kapitel ist ident mit jener des Lehrbuches Anatomie, Biologie und Physiologie für Gesundheitsberufe, die Antworten auf die gestellten Fragen können im Lehrbuch gefunden werden. Der Inhalt setzt sich aus Bildern zum Beschriften, Lückentexten, Zuordnungsfragen, „Richtig oder Falsch"-Aufgaben, Single- oder Multiple-Choice-Fragen, Kreuzworträtseln und Übersetzungen von Fachbegriffen (Latein–Deutsch und umgekehrt) zusammen. Im Schlussteil des Übungsbuches sind die richtigen Antworten zu finden.

Empfehlenswert wäre die Überprüfung des Anatomie- und Physiologiestoffes durch die gestellten Übungsfragen nach der aufmerksamen Lektüre des Lehrbuches. Dies macht eine kritische Beurteilung des eigenen Wissens möglich und soll zum Schließen von Wissenslücken anregen.

Isabel Haider-Strutz,
Sommer 2025

2 Terminologie

2.1 Beantworte folgende Fragen zu den Ebenen des Körpers

1. Durch welche beiden Achsen wird die Transversalebene aufgespannt?

. . . .

2. Welche Ebene teilt den Körper in zwei spiegelgleiche Teile?

. . . .

3. Wie heißt eine Ebene, die parallel zum Stirnbein verläuft?

. . . .

2.2 Raumrichtungen: Ergänze die richtigen Paare

a. anterior; b. okzipital; c. inferior; d. fibular; e. kranial; f. dorsal

1. superior – . . . .
2. kaudal – . . . .
3. tibial – . . . .
4. posterior – . . . .
5. palmar – . . . .
6. nasal – . . . .

2.3 Nenne die Fachtermini für folgende Bewegungsrichtungen

a. Extension; b. Supination; c. Adduktion; d. Flexion; e. Pronation

1. Auswärtsdrehen (der Handfläche) – ....
2. Heranführen einer Extremität zum Körper – ....
3. Strecken – ....
4. Einwärtsdrehen (der Fußsohle) – ....
5. Beugen – ....

2.4 Ergänze die fehlenden Richtungen

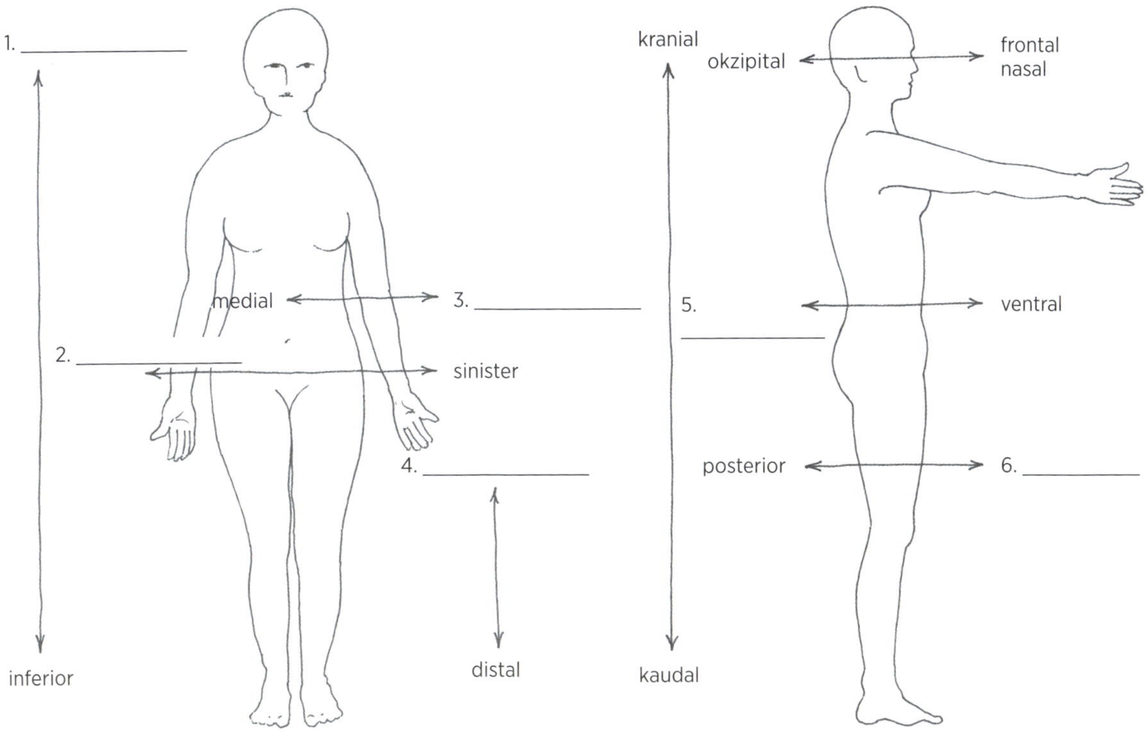

2.5 Löse das Rätsel

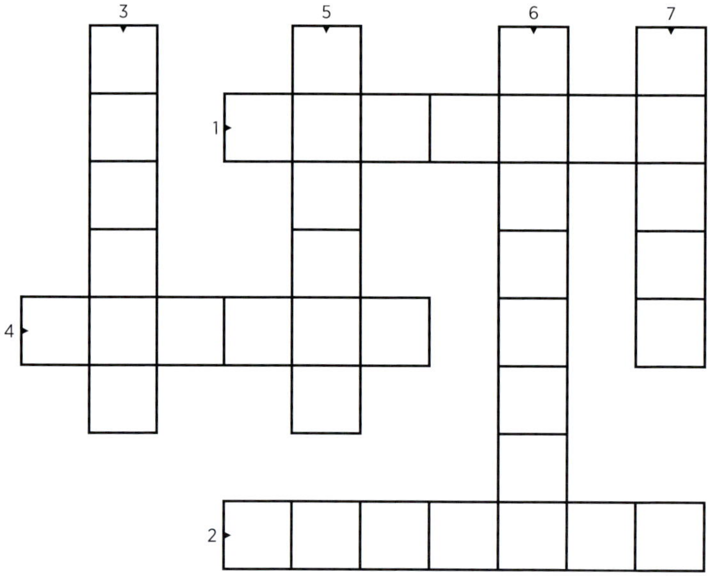

1. lateinischer Begriff für „bauchwärts“
2. zum Wadenbein hin gelegen
3. handrückenwärts oder auch fußrückenwärts
4. in Richtung Steiß gelegen
5. zur Körpermitte hin gelegen
6. rumpfnah an einer Extremität gelegen
7. zur Elle hin liegend

2.6 Übersetze! Welche Farben stecken in den folgenden Begriffen?

1. Glaukom – . . . .
2. Leukozyt – . . . .
3. Melanom – . . . .
4. Xanthom – . . . .
5. Erythrozyt – . . . .
6. Makula lutea – . . . .

Wissensüberprüfung

Das habe ich gewusst		
Frage 2.1	☐ ja	☐ nein
Frage 2.2	☐ ja	☐ nein
Frage 2.3	☐ ja	☐ nein
Frage 2.4	☐ ja	☐ nein
Frage 2.5	☐ ja	☐ nein
Frage 2.6	☐ ja	☐ nein

3 Grundlagen der Biologie, Chemie und Physik

3.1 Ergänze den Lückentext zu den Grundbausteinen der Materie

a. Anion; b. Elektron; c. Element; d. Isotop; e. Kation; f. Neutron; g. Proton

Unter einem .... versteht man einen Reinstoff aus nur einer Atomsorte. Ein Atom besitzt positiv geladene Teilchen, genannt ...., und ungeladene Teilchen, ... , in seinem Kern. In der Atomhülle befinden sich negativ geladene Teilchen, genannt................................

Atome sind in ihrer Gesamtheit daher neutral.

Gibt jedoch ein Atom negativ geladene Teilchen ab, entsteht ein positives............

Nimmt es negative Ladungen auf, heißt es......................................

Atome eines Elements mit gleicher Protonenzahl, aber unterschiedlicher Anzahl an Neutronen, tragen die Bezeichnung ....

3.2 Nenne die vier Schlüsselelemente

....

....

3.3 Ordne diese Spurenelemente ihrer Funktion im Organismus zu

1. Jod	a. härtet den Zahnschmelz
2. Fluor	b. Bestandteil des Hämoglobins
3. Eisen	c. Synthese der Schilddrüsenhormone

3.4 Füge die richtigen Begriffe in die Tabelle ein

a. intravasale Flüssigkeit; b. extrazelluläre Flüssigkeit;
c. interstitielle Flüssigkeit; d. intrazelluläre Flüssigkeit

Gesamtkörperwasser (GKW) 100%	1. .... etwa $^2/_3$ des GKW innerhalb der Zellen	
	2. .... etwa $^1/_3$ des GKW außerhalb der Zellen	3. .... etwa $^3/_4$ der EZF zwischen den Zellen im Gewebe
		4. .... etwa $^1/_4$ der EZF innerhalb der Blutgefäße

3.5 Kreuze die jeweils richtige Antwort an

1. Welcher Einfachzucker wird als „Blutzucker" von den Zellen zur Energiegewinnung verwertet?
   a. Dextrose
   b. Laktose
   c. Glukose
   d. Fruktose

2. Welche ist die richtige Bezeichnung für menschlichen Speicherzucker?
   a. Glykogen
   b. Glukagon
   c. Glukose
   d. Glykolyse

3. Kohlenhydrate ...
   a. bestehen aus Kohlenstoff, Wasserstoff und Stickstoff.
   b. besitzen doppelt so viel Energie wie Fette.
   c. werden nach der Anzahl der C-Atome im Molekül als Monosaccharide, Disaccharide und Oligosaccharide bezeichnet.
   d. kann man auch als Zucker bezeichnen.

3.6 Löse das Rätsel

Anmerkung: Umlaute und ß werden als solche geschrieben.

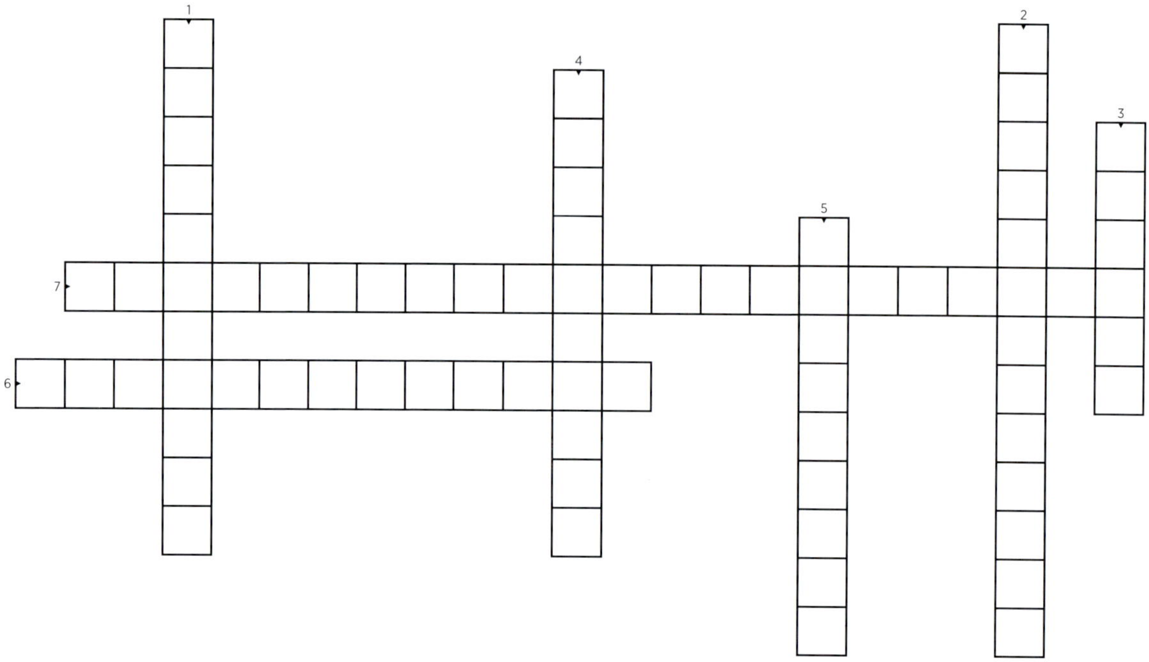

1. Grundbausteine der Proteine
2. Gerinnung von Proteinen durch Hitze
3. Trivialbezeichnung für Protein
4. Aminosäuren, die mit der Nahrung zugeführt werden müssen
5. An welchen Zellstrukturen findet die Proteinbiosynthese statt?
6. Anzahl der unterschiedlichen Aminosäuren menschlicher Proteine
7. In welchem Makromolekül der Zelle sind die Baupläne der einzelnen Proteine gespeichert?

3.7 Kreuze die richtigen Antworten an

1. Welche Aussagen zum Fettstoffwechsel sind richtig?
   a. Cholesterin dient der Synthese von Gallensäuren und von Vitamin D.
   b. A, B, C und D sind die fettlöslichen Vitamine.
   c. HDL ist jenes Cholesterin, welches sich bevorzugt in den Blutgefäßen ablagert.
   d. Ungesättigte Fettsäuren sind pflanzlichen Ursprungs und wesentlich gesünder als gesättigte.

2. Finde die falschen Aussagen
   a. Aminosäuren sind die Grundbausteine der Kohlenhydrate.
   b. Essenzielle Aminosäuren kann der menschliche Organismus nicht herstellen, sie müssen mit der Nahrung aufgenommen werden.
   c. Unter Denaturierung versteht man die strukturelle Veränderung von Eiweißen durch chemische oder physikalische Einflüsse.
   d. Die Anordnung der Aminosäuren in einem Protein wird als Sekundärstruktur bezeichnet.

3.8 Kreuze die richtigen Antworten an

1. Kohlensäure kann in folgende Bestandteile zerfallen:
   a. $HCl + CO_2$
   b. $H_2O + CO_2$
   c. $H + HCO_3$
   d. $H + H_2O$

2. Durch Hyperventilation …
   a. sinkt der pH-Wert in den Körperflüssigkeiten.
   b. kann es zu einer Verkrampfung der Handmuskeln kommen.
   c. wird zu wenig Kohlendioxid über die Lunge abgeatmet.
   d. entsteht eine respiratorische Alkalose.

3. Welche Aussagen sind richtig?
   a. Physiologisch ist das Blut schwach sauer.
   b. Ein Anstieg der Ketonkörper bei Diabetiker:innen bewirkt eine metabolische Azidose.
   c. Die Niere scheidet bei erhöhtem pH-Wert vermehrt Säuren aus.
   d. Der pH-Wert menschlichen Blutes sollte zwischen 7,35 und 7,45 liegen.

3.9 Schnelle Fragen, kurze Antworten

1. Nach welchem Kriterium sind die Elemente im Periodensystem angeordnet?

   ....

2. Welche Elementarteilchen befinden sich im Atomkern, welche in der Atomhülle?

   ....

   ....

3. In welchem Verhältnis kommen Kohlenstoff, Wasserstoff und Sauerstoff in Kohlenhydraten vor?

   ....

4. Wie viele Aminosäuren sind essenziell? Was bedeutet das?

   ....

   ....

5. In welcher Form wird Energie in der Zelle gespeichert?

   ....

6. Wie heißt a) die pflanzliche, b) die tierische Speicherform der Kohlenhydrate?

   ....

   ....

7. Woraus besteht ein Puffersystem?

   ....

8. Welche Lipoproteine fördern die Arteriosklerose?

   ....

9. Ab welchem Blut-pH-Wert sprechen wir von Übersäuerung?

   ....

Wissensüberprüfung

Das habe ich gewusst		
Frage 3.1	☐ ja	☐ nein
Frage 3.2	☐ ja	☐ nein
Frage 3.3	☐ ja	☐ nein
Frage 3.4	☐ ja	☐ nein
Frage 3.5	☐ ja	☐ nein
Frage 3.6	☐ ja	☐ nein
Frage 3.7	☐ ja	☐ nein
Frage 3.8	☐ ja	☐ nein
Frage 3.9	☐ ja	☐ nein

4 Zelle

4.1 Benenne die markierten Strukturen der Zelle

a. Zellkern; b. Golgi-Apparat; c. Zellmembran; d. Mitochondrium; e. endoplasmatisches Retikulum

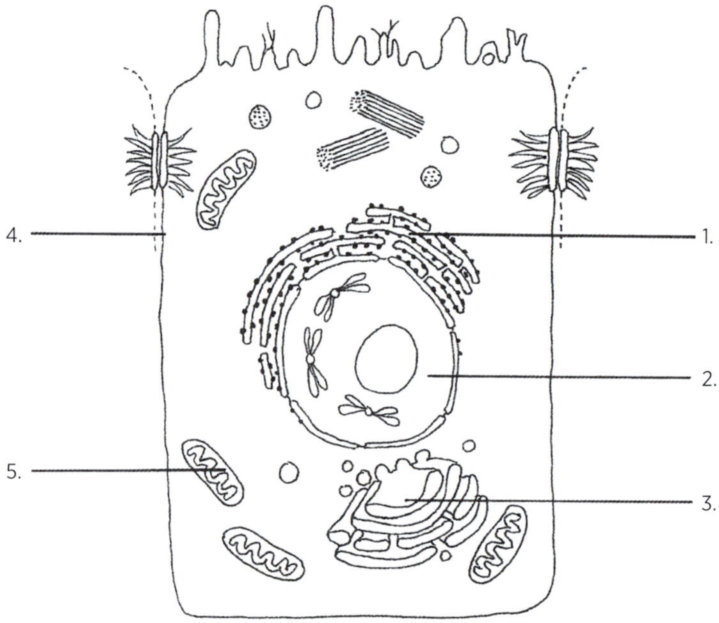

4.2 Ergänze den Lückentext zur Zelle mit folgenden Begriffen

a. Vesikel; b. Kinozilien; c. Eukaryoten; d. hydrophoben; e. Mikrovilli; f. hydrophilen

Lebewesen mit Zellen, die sowohl einen Zellkern als auch Zellorganellen besitzen, heißen .... Die Zellmembran setzt sich aus .... Köpfchen und .... Schwänzchen zusammen. Zum Stofftransport können von ihr kleine .... abgeschnürt werden. Zytoplasmaausstülpungen der Zellwand heißen .... , bewegliche Härchen, die dem Stofftransport dienen, nennt man ....

4.3 Löse das Rätsel

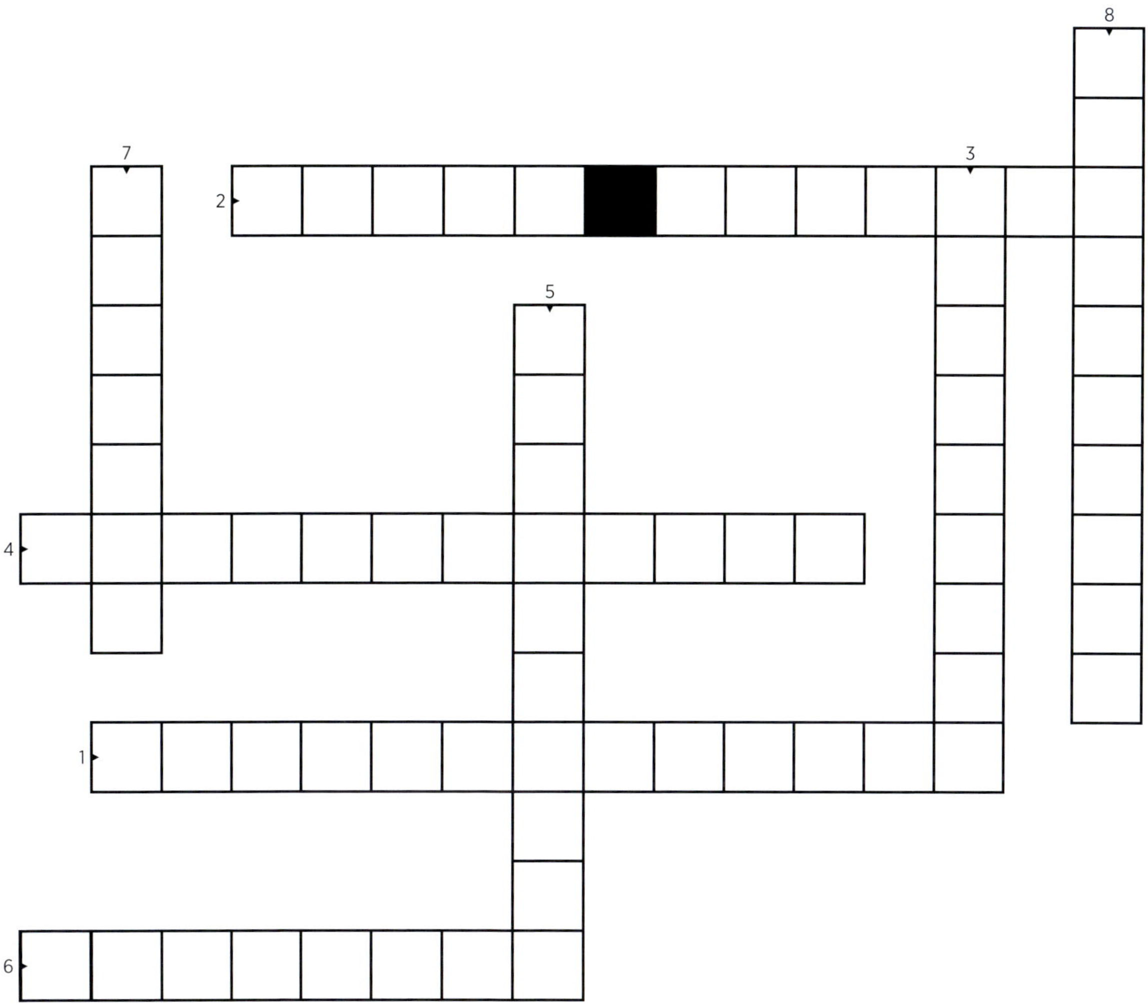

1. Kraftwerk der Zelle
2. besteht aus stapelförmigen Dictiosomen
3. befinden sich an der Oberfläche des rauen endoplasmatischen Retikulums
4. Funktion des glatten endoplasmatischen Retikulums
5. bilden den Spindelapparat während der Zellteilung
6. beherbergt das Erbgut der Zelle
7. kugelige Strukturen, die dem Transport von Zellprodukten dienen
8. Bezeichnung für den gesamten Zellinhalt

4.4 Kreuze die richtige(n) Antwort(en) an

1. Welche Aussagen sind richtig?
   a. Spermienzellen besitzen einen haploiden Chromosomensatz, also entweder 23 Autosomen und ein X-Chromosom oder 23 Autosomen und ein Y-Chromosom.
   b. Die Basen der RNA heißen Adenin, Thymin, Guanin und Cytosin.
   c. Bei der Mitose entstehen 2 erbgleiche haploide Tochterzellen.
   d. Die Enden der Chromosomen heißen Telomere und verkürzen sich bei jeder Zellteilung.

2. Welche Aussage ist falsch?
   a. Totipotente Stammzellen findet man nur im Embryonalstadium.
   b. Hämatopoetische Stammzellen können sich sowohl zu Erythrozyten als auch zu Leukozyten und Thrombozyten differenzieren, sie sind multipotent.
   c. Zellen, die bei Teilung nur denselben Zelltyp hervorbringen können, wie etwa Fibroblasten, könnte man als unipotent bezeichnen.
   d. Induzierte Stammzellen können aus der Nabelschnur gewonnen werden und sind daher omnipotent.

4.5 Löse das Silbenrätsel zur Zellteilung

CHEN – CHRO – DUK – HA – ID – IN – KÖR – LUNG – MI – MO – PER – PHA – PLO – POL – RE – SE – SE – SOM – TEI – TER – TIONS – TO

1. Abschnitt des Zellzyklus, in dem sich die DNA für die bevorstehende Teilung der Zelle verdoppelt ....
2. Name jener Art Zellteilung, die dem Wachstum des Organismus und dem Zellersatz dient ....
3. Im Lichtmikroskop sichtbare Struktur der DNA während der Zellteilung ....
4. Chromosomensatz der Tochterzellen der Meiose ....
5. Die drei „Nebenprodukte“, die während der Meiose neben der Eizelle entstehen ....
6. Bezeichnung der ersten Reifeteilung der Meiose ....

4.6 Benenne die unterschiedlichen Zellen

a. Eizelle; b. Knorpelzelle; c. Nervenzelle; d. Bindegewebszelle; e. Spermienzelle; f. Knochenzelle; g. Erythrozyt; h. Drüsenzelle; i. Epithelzelle; j. Muskelzelle; k. Sinneszelle; l. Flimmerepithelzelle

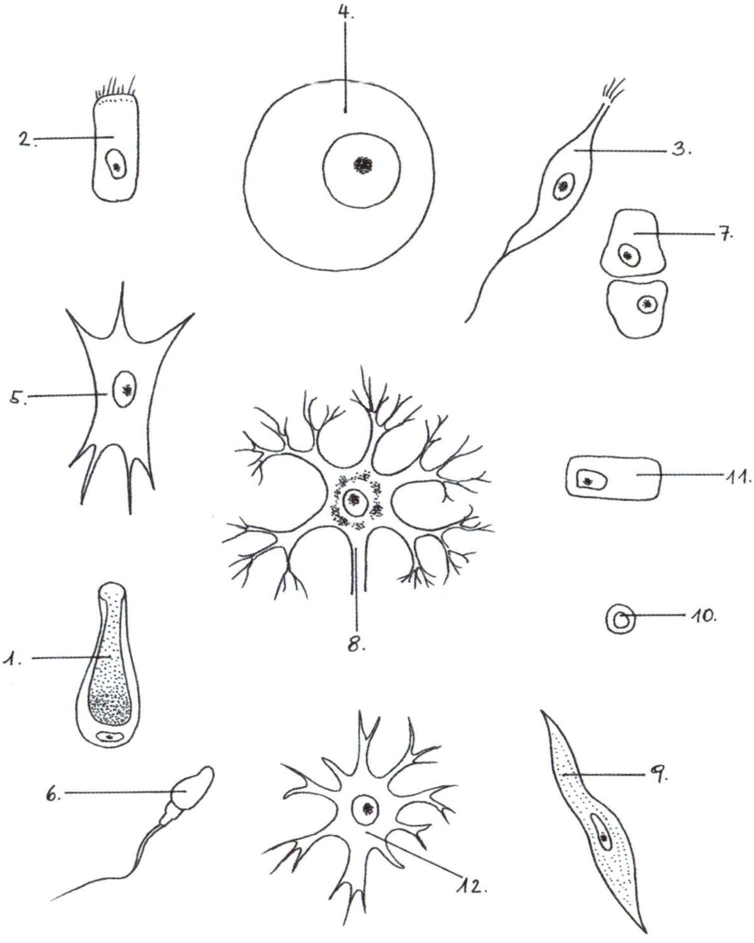

4.7 Ordne die Eigenschaften den jeweiligen Stammzellen zu

1. totipotente Stammzellen	a. Differenzierung innerhalb einer Gewebegruppe möglich
2. pluripotente Stammzellen	b. Differenzierung zu vollständigem Organismus möglich
3. multipotente Stammzellen	c. Differenzierung zu unterschiedlichen Geweben möglich

4.8 Kreuze die richtigen Antworten an

1. Welchen Behauptungen kannst du zustimmen?
   a. Die „Baupläne“ der unterschiedlichen Proteine befinden sich in der DNA des Zellkerns.
   b. Der Vorgang des Übertragens der genetischen Information von der DNA auf die m-RNA wird Translation genannt.
   c. An den Ribosomen erfolgt die Synthese der Proteine.
   d. Die t-RNA transportiert die Aminosäuren zu den Ribosomen.
   e. Ribosomen findet man ausschließlich im Zellkern.

2. Welche Antworten sind richtig?

Bestandteile der DNA sind ...
   a. Uracil
   b. Thymin
   c. Ribonukleinsäure
   d. Phosphat
   e. Cytosin

3. Finde die falschen Antworten.

Das raue endoplasmatische Retikulum ...
   a. durchzieht den Zellkern
   b. erinnert an ein Labyrinth aus Doppelmembranen
   c. steht mit der Kernmembran in offener Verbindung
   d. dient der Synthese von Fetten
   e. ist mit Ribosomen besetzt

4.9 Ordne die richtigen Begriffe durch Verbinden der Kästchen den jeweiligen Transportvorgängen der Zelle zu

1. Flüssigkeit bewegt sich durch eine semipermeable Membran vom Ort niedriger zum Ort hoher Konzentration	a. Phagozytose
2. Kleine Moleküle wandern durch eine semipermeable Membran vom Ort hoher zum Ort niedriger Konzentration	b. Exozytose
3. Erreger werden von Fresszellen durch Einstülpung ihrer Zellmembran in die Zelle aufgenommen	c. Diffusion
4. Zellen schleusen Stoffwechselprodukte aus, indem Transportvesikel mit der Zellmembran verschmelzen	d. Osmose

4.10 Schnelle Fragen, kurze Antworten

1. Welche Eigenschaften zeichnen Stammzellen aus?

....

....

2. Welche Stammzellen zählen zu den embryonalen Stammzellen?

....

3. Wie heißt die Phase zwischen zwei Zellteilungen?

....

4. Was bedeutet „eukaryot"?

....

....

5. Wie nennt man die ersten 22 Chromosomenpaare?

....

6. In welchen Zellstrukturen außerhalb des Zellkerns findet man DNA?

....

7. Nenne die korrespondierenden Basenpaare der DNA.

....

8. Welche Eiweiße sind für den kolloidosmotischen Druck im Blut verantwortlich?

....

9. Nenne den Vorgang der Endozytose, der von Fresszellen ausgeführt wird.

....

Wissensüberprüfung

Das habe ich gewusst		
Frage 4.1	☐ ja	☐ nein
Frage 4.2	☐ ja	☐ nein
Frage 4.3	☐ ja	☐ nein
Frage 4.4	☐ ja	☐ nein
Frage 4.5	☐ ja	☐ nein
Frage 4.6	☐ ja	☐ nein
Frage 4.7	☐ ja	☐ nein
Frage 4.8	☐ ja	☐ nein
Frage 4.9	☐ ja	☐ nein
Frage 4.10	☐ ja	☐ nein

5 Genetik und Evolution

5.1 Ordne die Begriffe aus der Genetik einander zu

1. homozygot	a. äußeres Erscheinungsbild
2. kodominanter Erbgang	b. Erbinformation
3. Gen	c. zwei gleiche Allele
4. heterozygot	d. Blutgruppe AB
5. Phänotyp	e. gemischterbig

5.2 Kreuze die richtige(n) Antwort(en) an

1. Bei einem autosomal dominanten Erbgang ...
   a. befindet sich der Gendefekt an einem der Geschlechtschromosomen.
   b. ist der Träger des Gendefekts bereits erkrankt, wenn nur eines der paarig vorliegenden Chromosomen betroffen ist.
   c. zeigen sich keine Krankheitssymptome, wenn ein Chromosom eines Paares keine krankhafte Veränderung aufweist.
   d. stammt das veränderte Gen immer von der Mutter.

2. Welchen Aussagen zum kodominanten Erbgang stimmst du zu?
   a. Bei einem kodominanten Erbgang handelt es sich um eine Mischung der beiden vererbten Merkmale.
   b. Ein Beispiel für einen kodominanten Erbgang wäre die Blutgruppe AB.
   c. Bei einem kodominanten Erbgang kann man das Ergebnis nicht voraussagen.
   d. Ein kodominanter Erbgang zeichnet sich dadurch aus, dass beide Merkmale gleich stark ausgeprägt sind.

3. Die Bluterkrankheit ...
   a. ist eine X-chromosomal vererbte Erkrankung.
   b. betrifft jedes Kind, dessen beide Eltern das entsprechende Gen tragen.
   c. ist vorwiegend eine Erkrankung bei Männern, da sie mit dem Y-Chromosom weitervererbt wird.
   d. tritt bei Frauen extrem selten auf, sie sind meist nur gesunde Trägerinnen dieses Gens.

Wissensüberprüfung

Das habe ich gewusst		
Frage 5.1	☐ ja	☐ nein
Frage 5.2	☐ ja	☐ nein

6 Gewebe

6.1 Ordne die richtigen Epithelien durch Verbinden der Kästchen ihrer Lokalisation im Organismus zu

1. mehrschichtig verhorntes Plattenepithel	a. Harnblase
2. einschichtig unverhorntes Plattenepithel	b. Ovarialfollikel
3. Flimmerepithel	c. Auskleidung der Blutgefäße
4. mehrschichtig kubisches Epithel	d. Haut
5. Übergangsepithel	e. Atemwege

6.2 Kreuze die richtigen Antworten an

1. Welche Aussagen sind korrekt?
   a. Endokrine Drüsen geben ihr Sekret an äußere oder innere Oberflächen ab.
   b. Die Bauchspeicheldrüse hat sowohl endokrine Anteile, welche Insulin und Glykogen produzieren, als auch einen exokrinen Anteil, der der Verdauung dient.
   c. Hormondrüsen geben ihre Produkte direkt und ohne Ausführungsgang ans Blut ab.
   d. Tränendrüse, Schweißdrüsen und Speicheldrüsen gehören dem endokrinen System an.
2. Finde die falschen Aussagen.
   a. Hyaliner Knorpel ist druckfest und eignet sich daher besonders gut als Überzug von Gelenksflächen.
   b. Der Kehldeckel besteht aus elastischem Knorpel, um die Speiseröhre beim Atmen gänzlich verschließen zu können.
   c. Chondroblasten sind teilungsfähige Zellen im Knorpel.
   d. Die Symphyse ist ein Beispiel für einen elastischen Knorpel, sie kann sich während der Geburt dehnen.
3. Welche Antworten sind richtig?
   Die Skelettmuskulatur …
   a. setzt sich aus mehrkernigen Riesenzellen zusammen
   b. wird vom vegetativen Nervensystem gesteuert
   c. weist im Lichtmikroskop eine Längsstreifung auf
   d. besitzt die Myofilamente Aktin und Myosin
   e. ist mit Bändern am Knochen befestigt

6.3 Gewebezellen: Wie heißen die Zellen mit folgenden Funktionen?

1. Knorpelfresszellen – ....

2. Ruhende Bindegewebszellen – ....

3. Junge Knochenzellen – ....

4. Ruhende Knorpelzellen – ....

5. Knochenfresszellen – ....

6.4 Um welches Epithel handelt es sich?

a. mehrreihiges Flimmerepithel; b. Übergangsepithel; c. einschichtiges Plattenepithel; d. Zylinderepithel mit Mikrovilli; e. einschichtiges kubisches Epithel; f. mehrschichtiges Plattenepithel

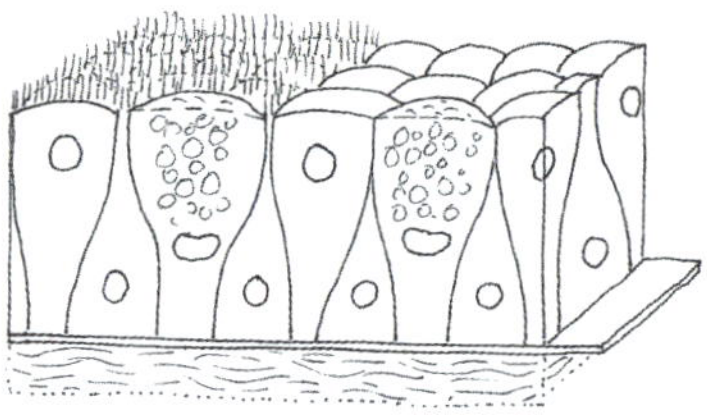

2. ______________________

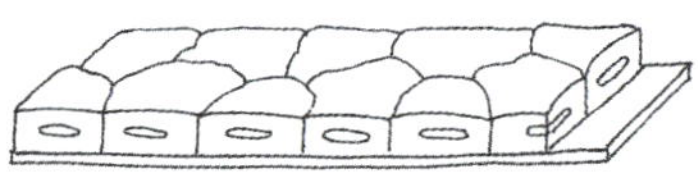

1. ______________________

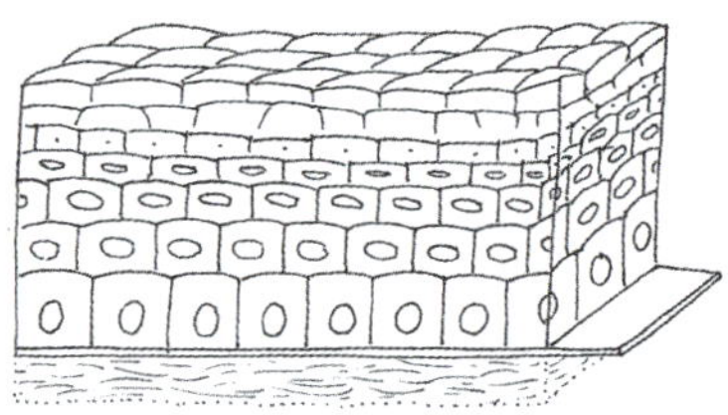

4. ______________________

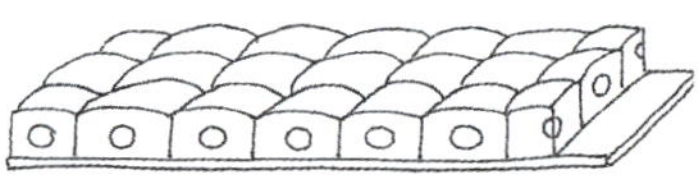

3. ______________________

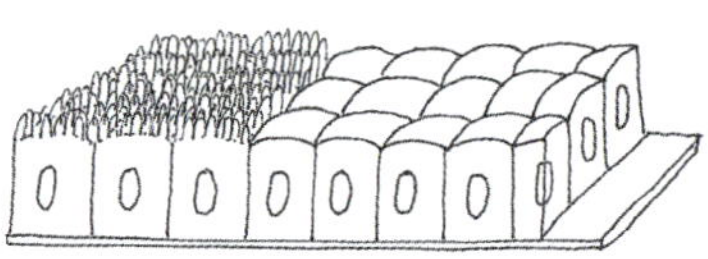

5. ______________________

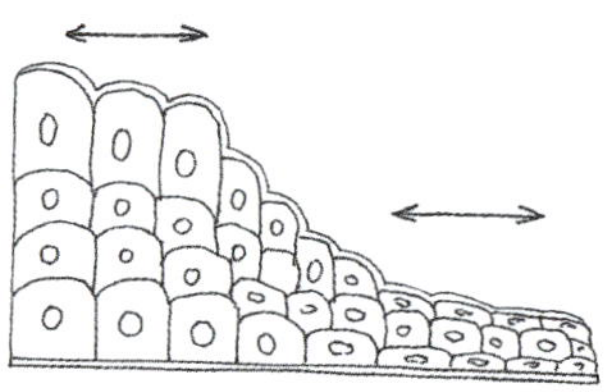

6. ______________________

6.5 Ordne den richtigen Gewebetyp der jeweiligen Lokalisation oder Funktion zu

1. Symphyse	a. Gallertiges Bindegewebe
2. Auskleidung von Blutgefäßen	b. Hyaliner Knorpel
3. Nabelschnur	c. Braunes Fettgewebe
4. Sehnen, Bänder	d. Retikuläres Bindegewebe
5. Gelenkknorpel	e. Elastischer Knorpel
6. Wärmegewinnung bei Kleinkindern	f. Endothel
7. Lymphknoten	g. Faserknorpel
8. Kehldeckel	h. Straffes Bindegewebe

6.6 Ordne die Begriffe den unterschiedlichen Muskelzellen zu (auch Mehrfachzuordnungen möglich)

a. zahlreiche Zellkerne; b. nicht dem Willen unterworfen; c. ermüdet nicht; d. hat einen Zellkern; e. Skelettmuskel; f. Eingeweide; g. geflechtartig angeordnet

1. glatte Muskelzelle

2. quergestreifte Muskelzelle

3. Herzmuskelzelle

6.7 Löse das Rätsel

Anmerkung: Umlaute werden als solche geschrieben

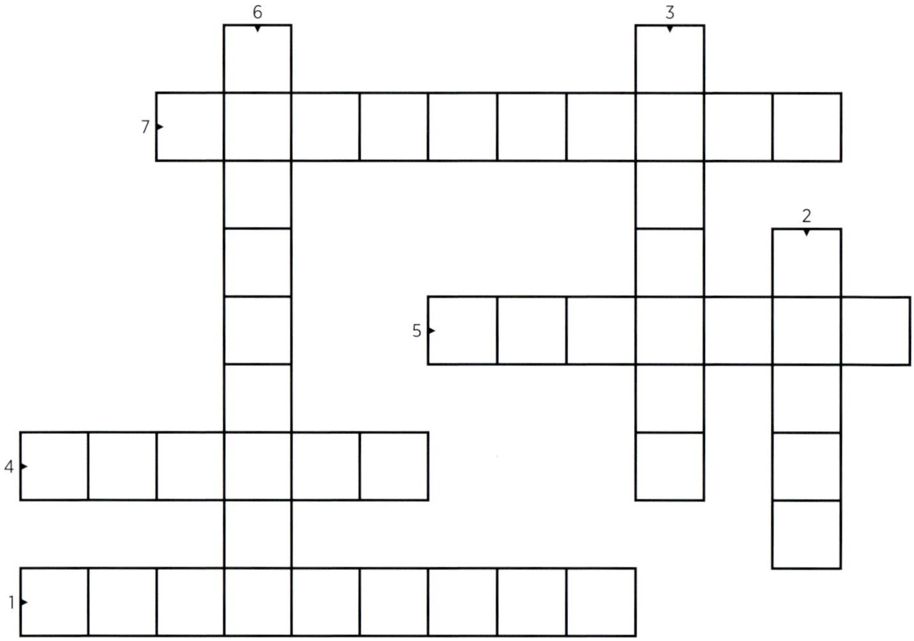

1. Funktionsgewebe eines Organs
2. Adjektiv, das ein dünnflüssiges Sekret definiert
3. Bezeichnung der Fresszellen in Geweben
4. Adjektiv, welches den Gelenksknorpel definiert
5. andere Bezeichnung für Übergangsepithel
6. Bezeichnung für Flimmerhärchen
7. Zytoplasma-Ausstülpungen der Darmepithelzellen

6.8 Schnelle Fragen, kurze Antworten

1. Nenne die vier Gewebearten nach dem Grad ihrer Regenerationsfähigkeit.

   ....

   ....

2. Mehrschichtige vs. mehrreihige Epithelien: Wo liegt der Unterschied?

   ....

   ....

3. Wo befindet sich die Symphyse und aus welchem Knorpel besteht sie?

   ....

   ....

4. Wie heißt der lange Fortsatz einer Nervenzelle?

   ....

5. Wo im Körper findet man quergestreifte Muskulatur?

   ....

6. Wie heißen die zarten, netzförmig angeordneten Fasern von Milz und Lymphknoten?

   ....

7. Aus welchem Muskeltypus besteht das Zwerchfell?

   ....

8. Auf welche Art verknöchern die platten Schädelknochen?

   ....

9. Wie nennt man die Fresszellen im Knochen?

   ....

Wissensüberprüfung

Das habe ich gewusst		
Frage 6.1	☐ ja	☐ nein
Frage 6.2	☐ ja	☐ nein
Frage 6.3	☐ ja	☐ nein
Frage 6.4	☐ ja	☐ nein
Frage 6.5	☐ ja	☐ nein
Frage 6.6	☐ ja	☐ nein
Frage 6.7	☐ ja	☐ nein
Frage 6.8	☐ ja	☐ nein

7 Das knöcherne Skelett

7.1 Verbinde die Kästchen und ordne die Bewegungen den Gelenken zu

1. Scharniergelenk	a. Beugen – Strecken, Wegführen – Heranführen, Innen- und Außenrotation
2. Zapfengelenk	b. Beugen – Strecken
3. Eigelenk	c. Beugen – Strecken, Seitwärtsbewegungen
4. Kugelgelenk	d. Drehbewegung

7.2 Nenne die lateinischen Bezeichnungen der Knochen

1. Oberarmknochen – . . . .
2. Schienbein – . . . .
3. Brustbein – . . . .
4. Darmbein – . . . .
5. Oberschenkelknochen – . . . .
6. Rippe – . . . .
7. Erster Halswirbel – . . . .

7.3 Bezeichne die markierten Strukturen am knöchernen Schädel (Vorderseite)

a. Unterkiefer; b. Stirnbein; c. Scheitelbein; d. Nasenscheidewand; e. Oberkiefer; f. Jochbein

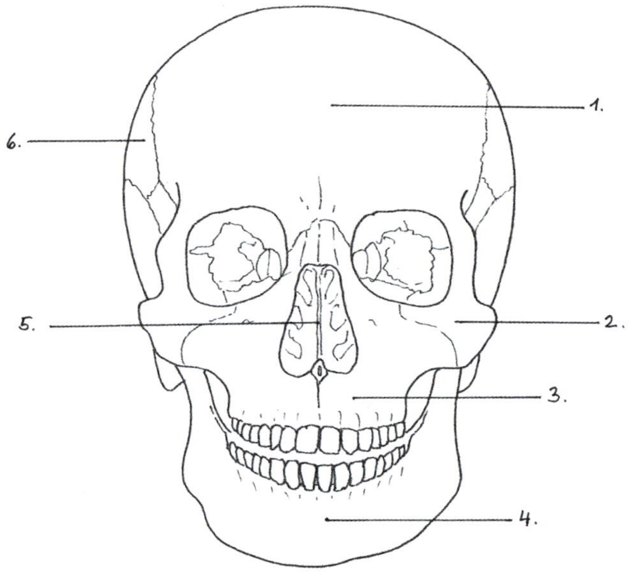

7.4 Bezeichne die markierten Strukturen am knöchernen Schädel (seitlich)

a. Griffelfortsatz; b. Nasenbein; c. Hinterhauptsbein; d. Warzenfortsatz; e. Scheitelbein; f. Schläfenbein; g. Tränenbein

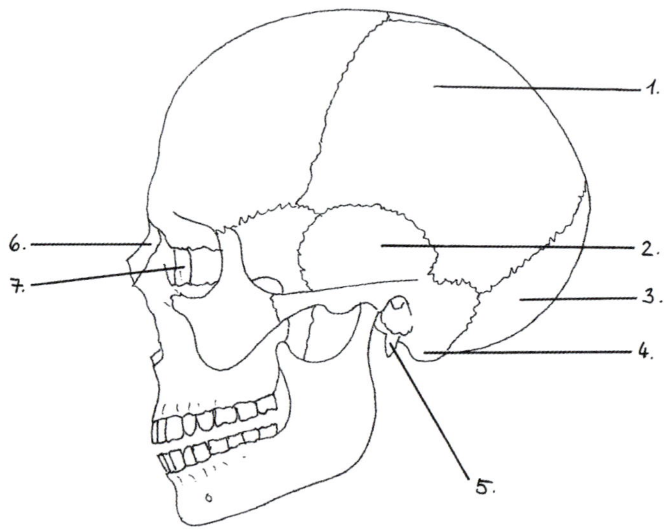

7.5 Beschrifte die Knochen des Skeletts

a. Radius; b. Femur; c. Humerus; d. Sternum; e. Patella; f. Clavicula; g. Tibia; h. Pelvis

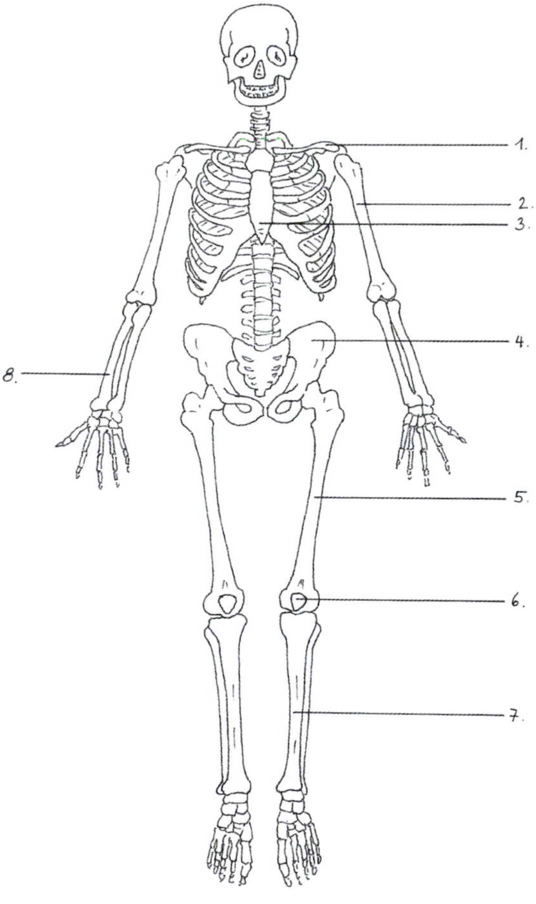

7.6 Benenne die Strukturen des Wirbels

a. Wirbelbogen; b. Wirbelloch; c. Wirbelkörper; d. Dornfortsatz; e. Querfortsatz; f. Gelenkfortsatz

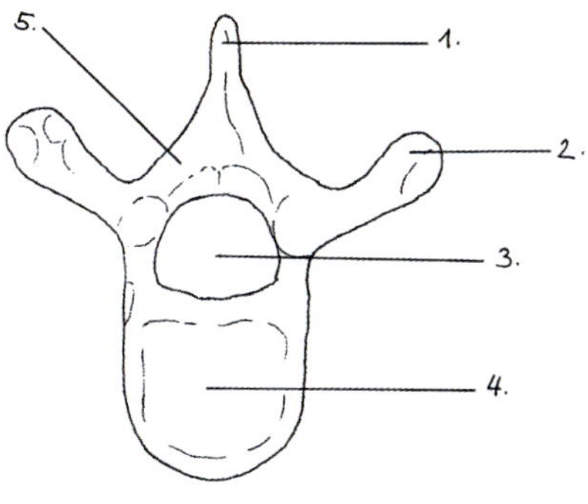

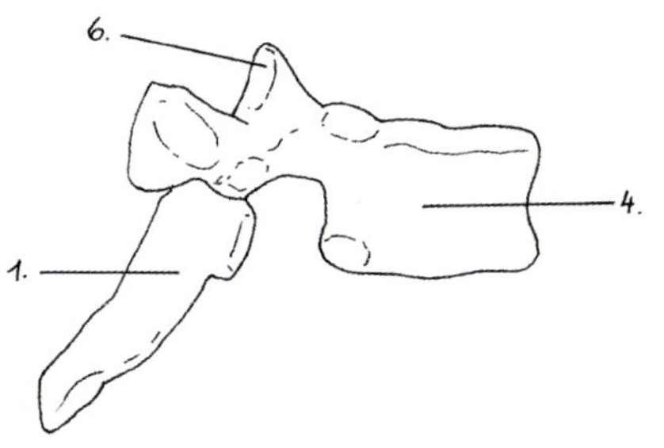

7.7 Löse das Rätsel

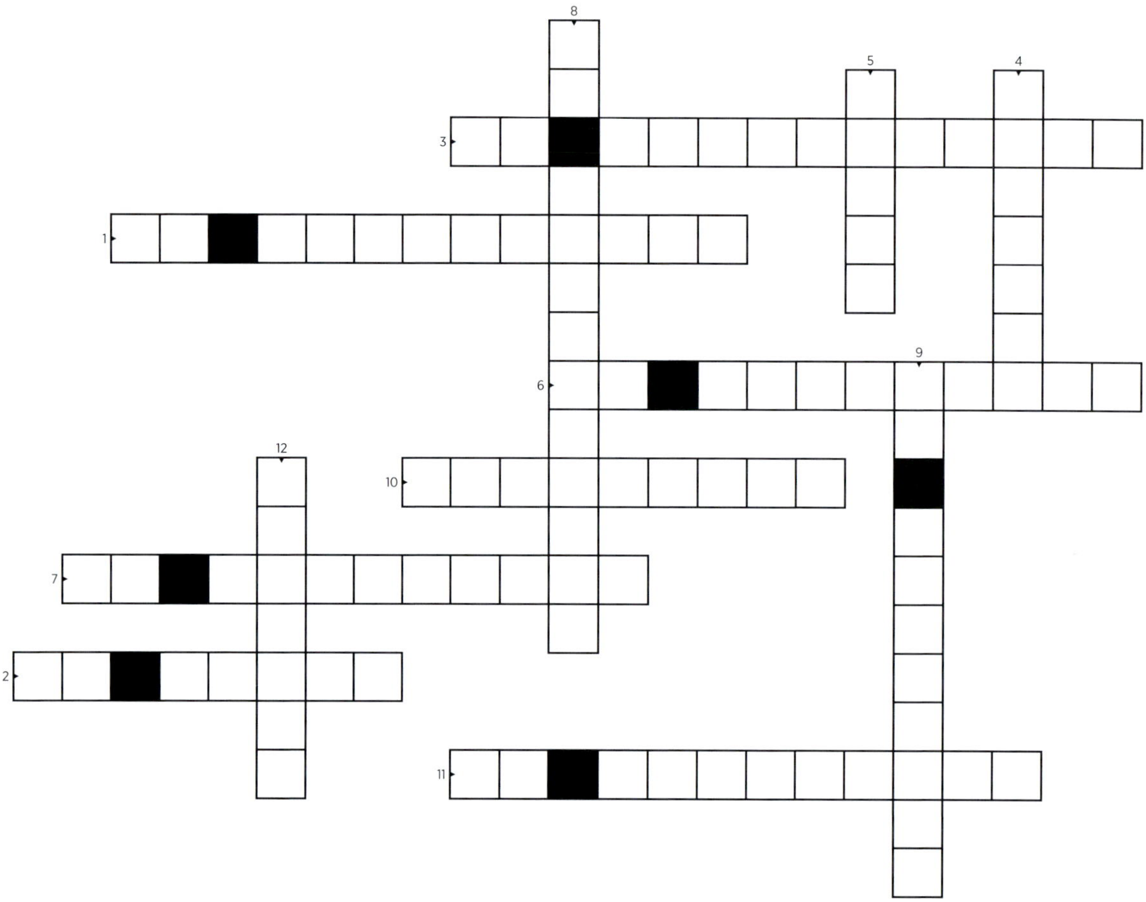

Finde die lateinische Entsprechung für folgende Schädelknochen:

1. Hinterhauptsbein
2. Jochbein
3. Keilbein
4. Oberkieferknochen
5. Pflugscharbein
6. Schläfenbein
7. Scheitelbein
8. Siebbein
9. Stirnbein
10. Unterkieferknochen
11. Tränenbein
12. Schädel

7.8 Ordne den Aussagen die korrekten Begriffe zu

1. verläuft zwischen den beiden Scheitelbeinen
2. hat die Form einer Raute
3. wird auch als Hinterhauptsfontanelle bezeichnet
4. verbindet die Scheitelbeine mit dem Stirnbein
5. griffelartiger Fortsatz des Schläfenbeins

a. Sutura coronalis
b. Fonticulus posterior
c. Processus styloideus
d. Sutura sagittalis
e. Fonticulus anterior

7.9 Kreuze die richtigen Antworten an

1. Welchen Aussagen stimmst du zu?
   a. Röhrenknochen besitzen einen Schaft, dieser heißt Epiphyse.
   b. Als Spongiosa bezeichnet man die schwammartige, aus Knochenbälkchen aufgebaute innere Schicht des Knochens.
   c. Unter dem Begriff „Diaphyse“ versteht man die Knochenhaut.
   d. Bei Erwachsenen findet man im Schaft der Röhrenknochen gelbes Fettmark.

2. Finde die falschen Antworten.
   a. Eine Synchondrose ist eine knorpelige Verbindung zweier Knochen.
   b. Die Epiphysenfuge ist eine Syndesmose.
   c. Gelenkige Verbindungen zweier Knochen mit einem Gelenksspalt heißen Diarthrosen.
   d. Die Symphyse ist eine Synostose.

3. Platte Knochen ...
   a. findet man am menschlichen Schädel.
   b. dienen der Produktion von Blutzellen.
   c. entstehen aus einer bindegewebigen oder knorpeligen Vorstufe.
   d. weisen sowohl eine Diaphyse als auch eine Epiphyse auf.
   e. bestehen zeitlebens aus Geflechtknochen.

7.10 Beschrifte den Oberarmknochen (Humerus)

a. Humerusschaft; b. kleiner Höcker; c. äußerer Oberarmknorren; d. Humeruskopf; e. Gelenkrolle; f. großer Höcker

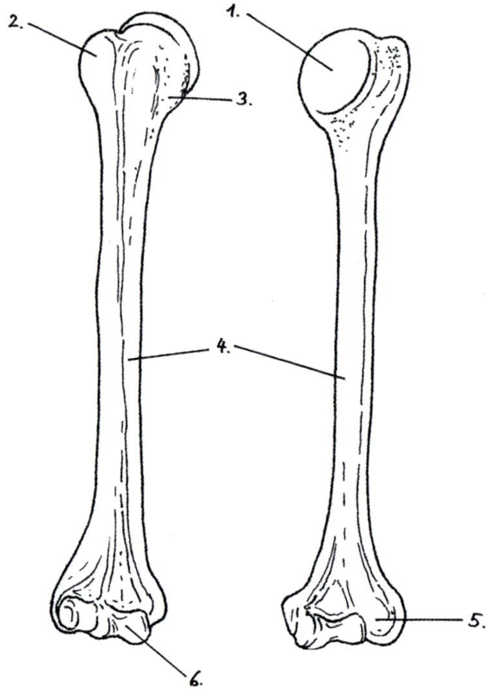

7.11 Benenne die markierten Knochen der Hand

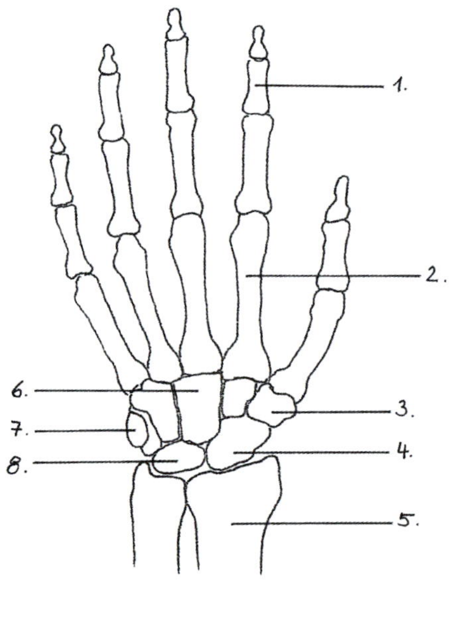

7.12 Ordne die Knochenteile richtig zu (Mehrfachantworten möglich)

1. Rabenschnabelfortsatz	a. Speiche
2. Großer Rollhügel	b. Brustbein
3. Warzenfortsatz	c. Wadenbein
4. Dornfortsatz	d. Schulterblatt
5. Schwertfortsatz	e. Oberschenkelknochen
6. Griffelfortsatz	f. Wirbel
7. Außenknöchel	g. Schläfenbein

7.13 Benenne die markierten Knochen des Fußes

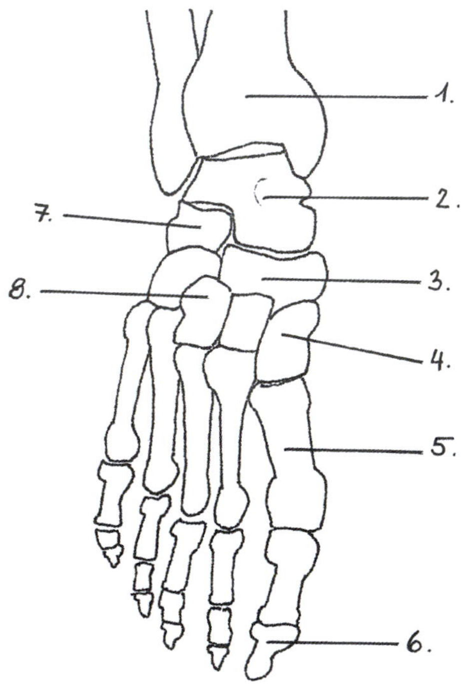

7.14 Um welche Gelenkformen handelt es sich? Wie viele Freiheitsgrade besitzt das jeweilige Gelenk?

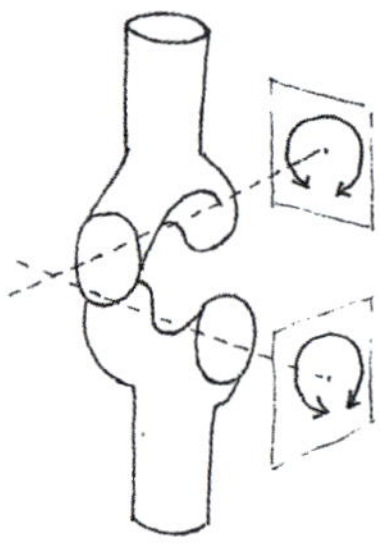

1. Gelenkform:

Freiheitsgrade:

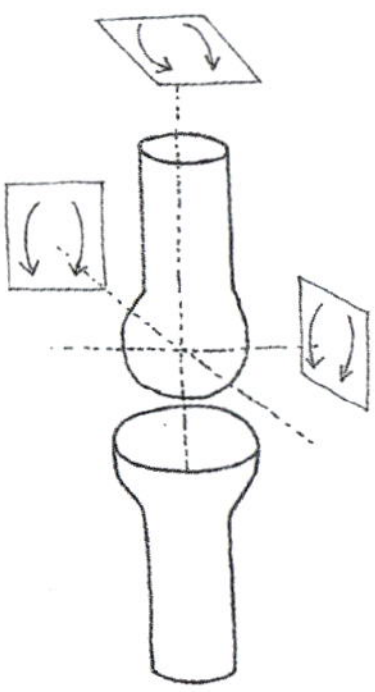

3. Gelenkform:

Freiheitsgrade:

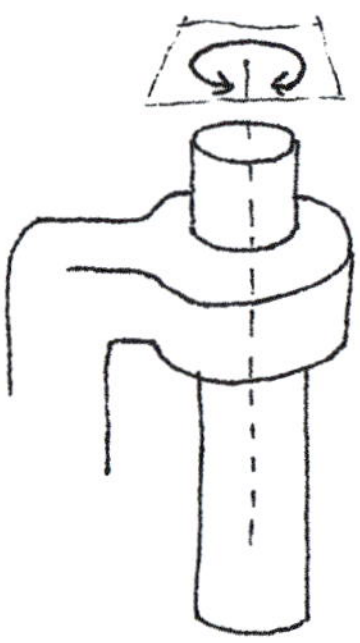

2. Gelenkform:

Freiheitsgrade:

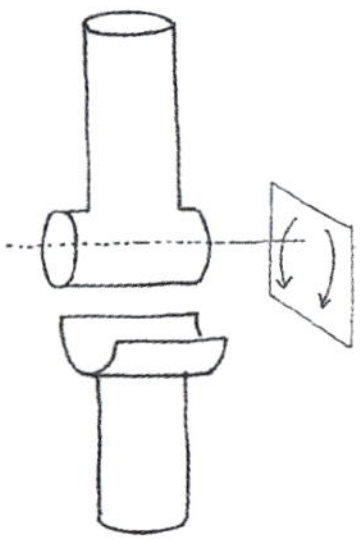

4. Gelenkform:

Freiheitsgrade:

7.15 Schnelle Fragen, kurze Antworten

1. Um welchen Gelenkstypus handelt es sich beim Hüftgelenk?

   ....

2. Welcher Knochentyp ist das Keilbein?

   ....

3. Wie heißt eine knöcherne Verbindung zwischen zwei Knochen?

   ....

4. Wie heißt die Flüssigkeit im Gelenksspalt? Wozu dient sie?

   ....

5. Wo im Körper findet man ein Sattelgelenk?

   ....

6. Wie viele Freiheitsgrade besitzt ein Eigelenk?

....

7. Wie viele Kreuzbänder besitzt das Kniegelenk?

....

8. Welcher Nerv zieht durch den sogenannten Karpaltunnel zur Hand?

....

9. Wie heißt die schwammartige Struktur aus Knochenbälkchen im Inneren eines Knochens?

....

10. Wie nennt man die dreieckige Sehnenplatte im Bereich der Fußsohle?

....

Wissensüberprüfung

Das habe ich gewusst		
Frage 7.1	☐ ja	☐ nein
Frage 7.2	☐ ja	☐ nein
Frage 7.3	☐ ja	☐ nein
Frage 7.4	☐ ja	☐ nein
Frage 7.5	☐ ja	☐ nein
Frage 7.6	☐ ja	☐ nein
Frage 7.7	☐ ja	☐ nein
Frage 7.8	☐ ja	☐ nein
Frage 7.9	☐ ja	☐ nein
Frage 7.10	☐ ja	☐ nein
Frage 7.11	☐ ja	☐ nein
Frage 7.12	☐ ja	☐ nein
Frage 7.13	☐ ja	☐ nein
Frage 7.14	☐ ja	☐ nein
Frage 7.15	☐ ja	☐ nein

8 Skelettmuskulatur

8.1 Benenne die markierten Muskeln des Schädels

a. M. orbicularis oris; b. M. sternocleidomastoideus; c. M. buccinator; d. M. frontalis; e. M. risorius; f. M. masseter; g. M. orbicularis oculi

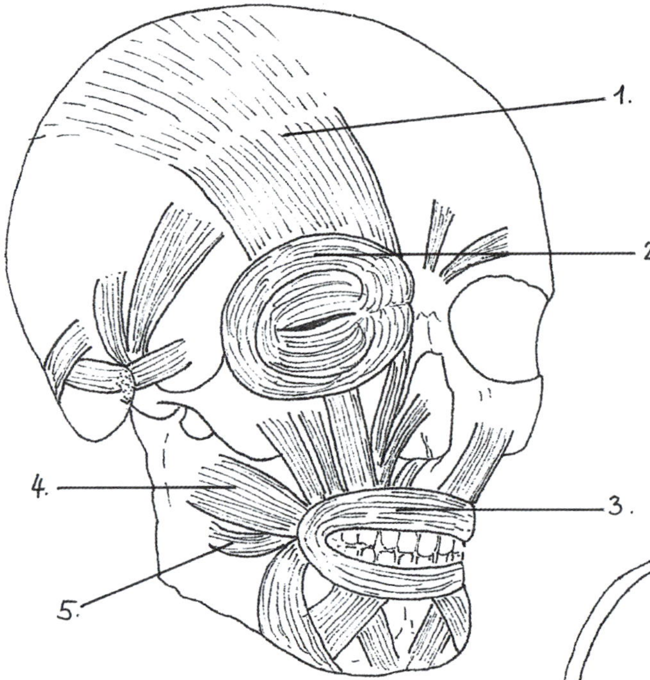

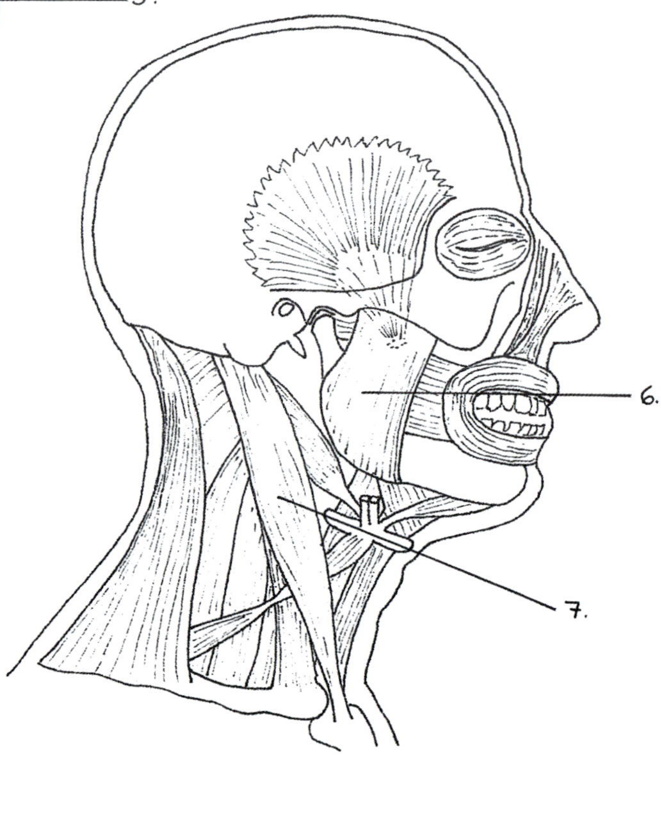

8.2 Benenne die markierten Muskeln (vorne)

a. M. deltoideus; b. M. pectoralis major; c. M. quadriceps femoris; d. M. tensor fasciae latae; e. M. serratus anterior; f. M. sartorius; g. M. brachioradialis; h. M. biceps brachii

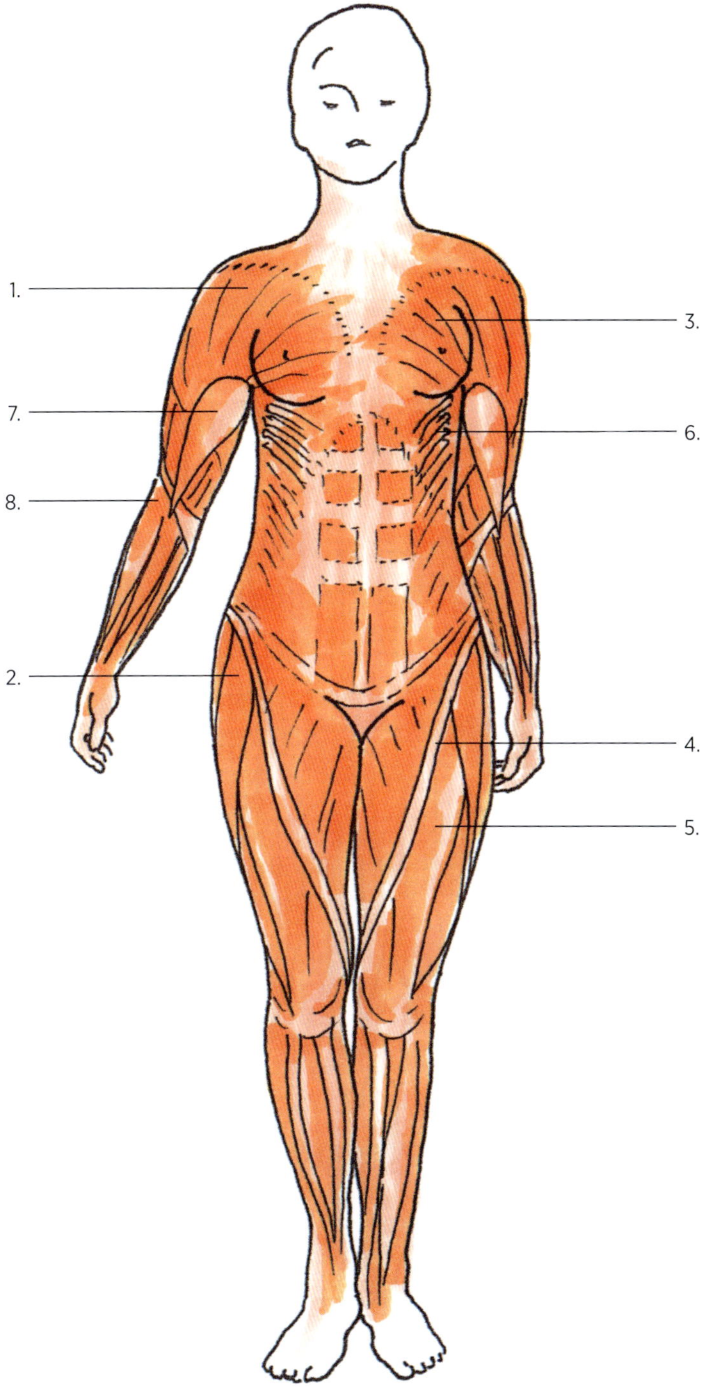

8.3 Benenne die markierten Muskeln (hinten)

a. Achillessehne; b. M. gluteus maximus; c. M. triceps brachii; d. M. biceps femoris; e. M. deltoideus; f. M. trapezius

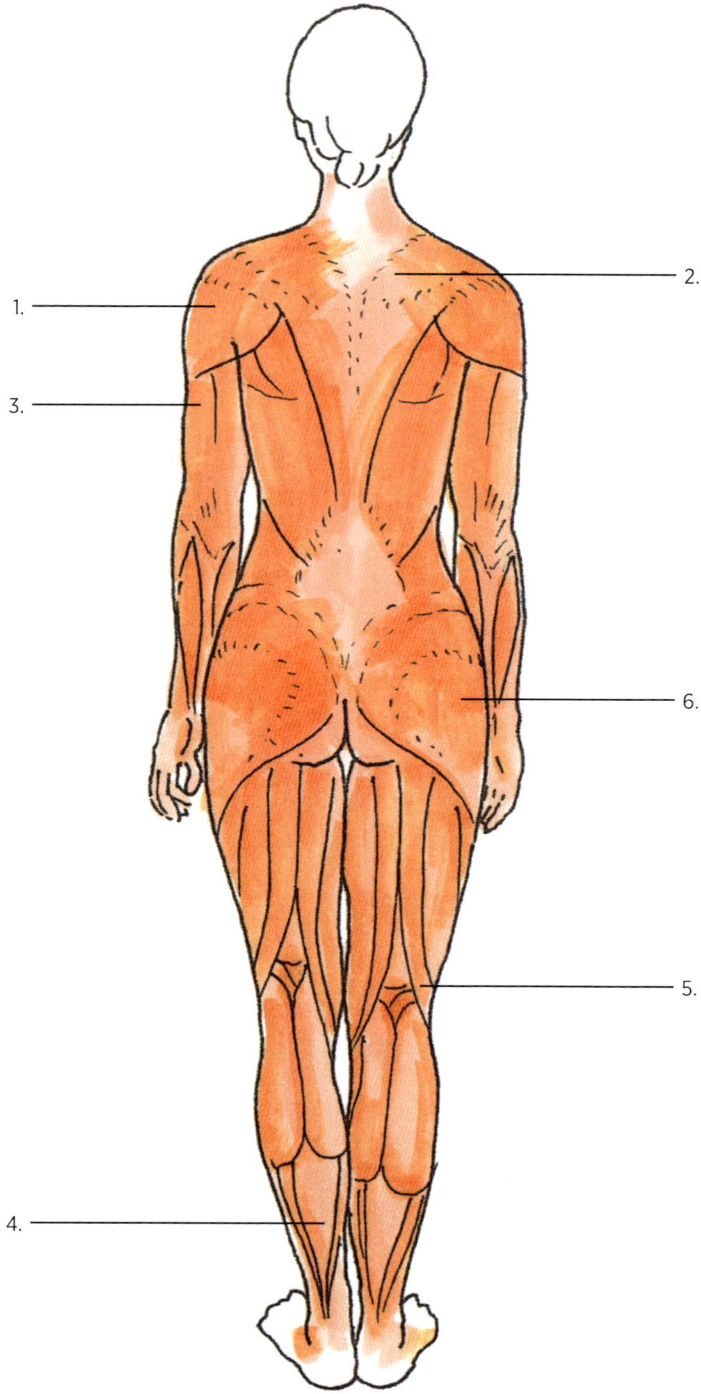

8.4 Beantworte die Fragen

Wähle aus den Muskeln die jeweils richtigen aus (eine oder mehrere richtige Antworten).

a. Diaphragma; b. glatter Muskel; c. M. intercostalis externus; d. M. intercostalis internus; e. M. levator ani; f. M. obliquus abdominis; g. M. transversus perinei; h. M. piriformis; i. M. pulmonalis; j. M. transversus abdominis; k. quergestreifter Muskel

1. Welche Muskeln werden für das Einatmen benötigt?

   ....

   ....

2. Aus welchem Muskeltyp besteht das Zwerchfell?

   ....

3. Nenne die lateinische Bezeichnung des queren Bauchmuskels.

   ....

4. Welche der oben genannten Muskeln befinden sich am Beckenboden?

   ....

   ....

8.5 Schnelle Fragen, kurze Antworten

1. Nenne die zwei großen Kaumuskeln.

   ....

   ....

2. Wo entspringen und enden die mimischen Muskeln?

   ....

3. Welche Funktion hat der M. sternocleidomastoideus?

   ....

4. Welche Muskeln ermöglichen das Einatmen?

   ....

   ....

5. Wie heißt der Muskel, der vom Schwertfortsatz des Brustbeins zum Schambein zieht?

   ....

6. Wie heißt der trichterförmige Muskel des Beckenbodens?

   ....

Wissensüberprüfung

Das habe ich gewusst		
Frage 8.1	☐ ja	☐ nein
Frage 8.2	☐ ja	☐ nein
Frage 8.3	☐ ja	☐ nein
Frage 8.4	☐ ja	☐ nein
Frage 8.5	☐ ja	☐ nein

9 Das Herz

9.1 Bezeichne die markierten Strukturen des Herzens

a. Sehnenfäden; b. untere Hohlvene; c. Aorta; d. Lungenvenen; e. Mitralklappe; f. Truncus pulmonalis; g. Papillarmuskel; h. Trikuspidalklappe; i. Lungenarterien; j. obere Hohlvene

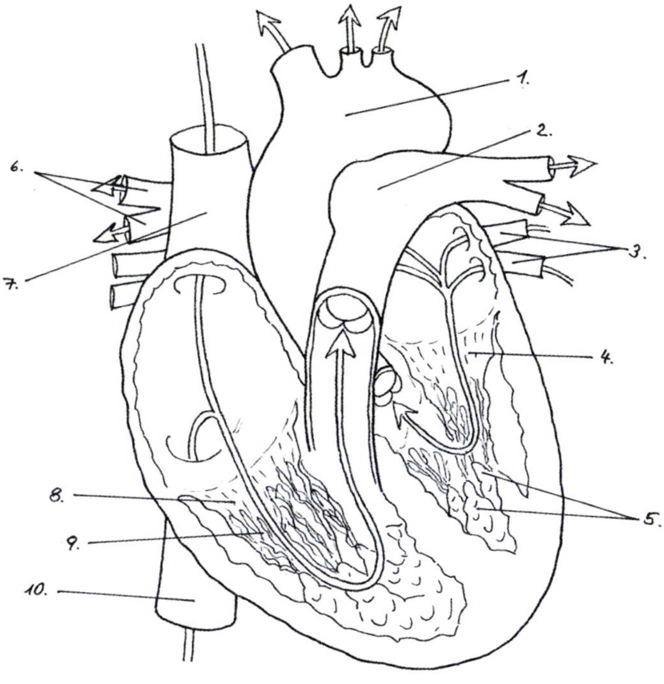

9.2 Silbenrätsel: Ergänze die fehlenden Begriffe im Lückentext

BA – FELL – FELL – FLÜ – GELN – GEN – HERZ – LUN – PEN – RAUM – RAUM – RIP – SCHEN – SCHEN – SIS – ZWERCH – ZWI – ZWI

Das Herz liegt innerhalb des Herzbeutels im .... des Brustkorbes. Die .... zeigt nach rechts oben und hinten. Die Herzspitze kommt im 5. .... der Brustwand am nächsten. Richtung Bauchraum liegt das Herz dem .... auf, vorne wird es zum Teil von den .... verdeckt.

9.3 Multiple Choice: Beantworte folgende Fragen zum Herzen

1. Welche Aussagen sind richtig?
   a. Das Blut im gesamten rechten Herzen ist sauerstoffarm.
   b. In beiden Vorhöfen findet man sauerstoffreiches Blut.
   c. Beide Ventrikel befinden sich während der Vorhofdiastole in der Systole.
   d. Rechter Vorhof und rechter Ventrikel machen zeitgleich ihre Systole und ihre Diastole durch.

2. Welche Aussagen sind falsch?
   a. Die Herzkranzvenen münden in den rechten Vorhof.
   b. Die Herzkranzarterien entspringen aus dem linken Ventrikel.
   c. Die Lungenvenen transportieren sauerstoffarmes Blut zum Herzen.
   d. Die Lungenschlagader entspringt aus dem rechten Ventrikel.

3. Welchen Aussagen stimmst du zu?
   a. Die Schlagfrequenz des Sinusknotens beträgt in Ruhe 60–80 Schläge pro Minute.
   b. Als sekundäres Schrittmacherzentrum fungiert das His-Bündel.
   c. Das Herzminutenvolumen (HMV) errechnet sich aus dem ausgeworfenen Blutvolumen des linken Ventrikels mal der Herzfrequenz pro Minute.
   d. Entsprechend der Formel Herzfrequenz (HF) × Schlagvolumen (SV) beträgt das HMV in Ruhe etwa 1,5 Liter/Minute.

9.4 Ordne die Begriffe der Systole und der Diastole richtig zu

1. Systole
2. Diastole

a. Austreibungsphase
b. Segelklappen geöffnet
c. Entspannungsphase
d. Taschenklappen geöffnet
e. Anspannungsphase

9.5 Beschrifte die Strukturen des Reizleitungssystems

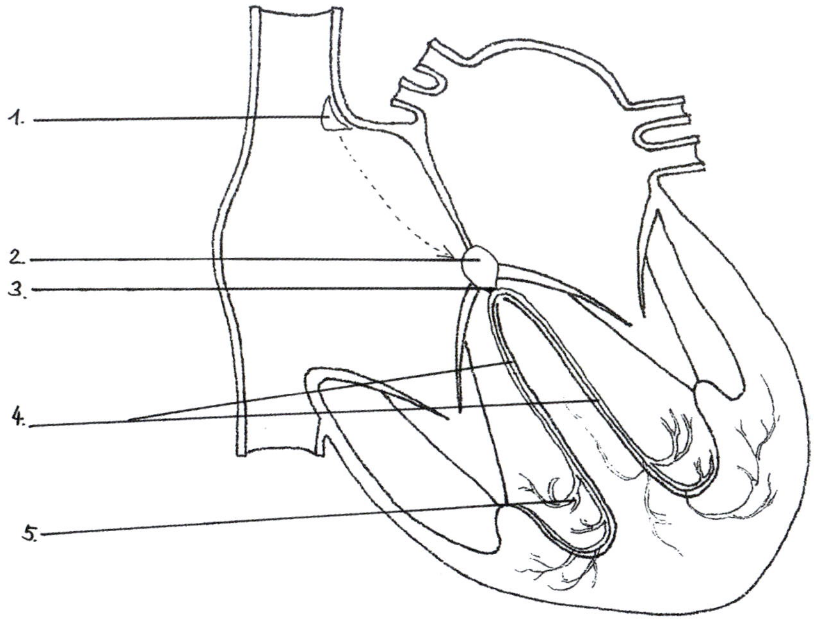

9.6 Wie heißen diese Erkrankungen des Herzens?

1. Eine unkoordinierte Erhöhung der Kammerfrequenz auf 250–350 Schläge/Minute:

. . . .

2. Herzstillstand:

. . . .

3. Eine Herzklappe schließt nicht vollständig:

. . . .

4. Eine Verlangsamung des Pulses auf weniger als 60 Schläge/Minute:

. . . .

9.7 Löse das Rätsel

Anmerkung: Umlaute werden als solche geschrieben

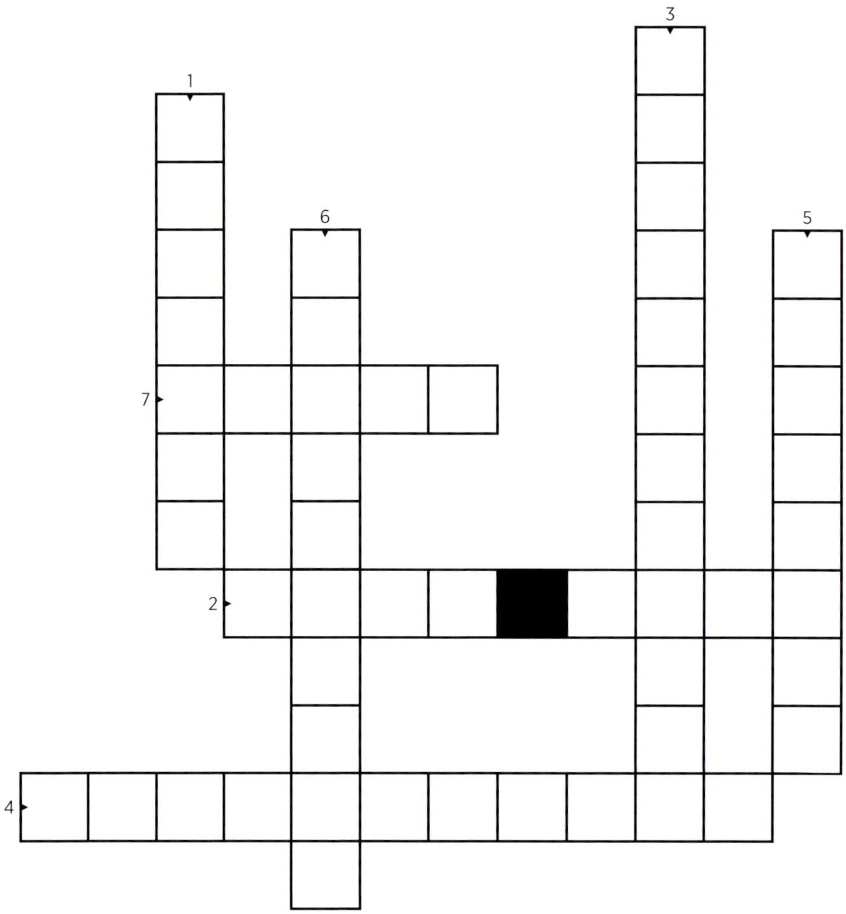

1. lateinischer Begriff für Herzmuskel
2. lateinische Bezeichnung für Hohlvene
3. Name der linken Segelklappe
4. bandartige Strukturen zwischen Papillarmuskel und Segelklappe
5. innere Auskleidung des Herzens (lateinisch)
6. deutsche Bezeichnung für Perikard
7. Ursprungsort der Herzkranzarterien

9.8 Schnelle Fragen, kurze Antworten

1. In welchem Herzabschnitt ist die Muskulatur am dicksten ausgebildet?

   ....

2. Welche Klappen sind während der Füllungsphase der Ventrikel geöffnet?

   ....

3. Wie heißt die Struktur, die das Herz in Längsrichtung teilt?

   ....

4. Wo findet man im Herzen sauerstoffreiches Blut?

   ....

5. Wie wird die innerste Auskleidung des Herzens genannt? Woraus besteht sie?

   ....

   ....

6. Welche beiden Phasen laufen während der Kammersystole hintereinander ab?

   ....

   ....

7. Welche Funktion haben die Sehnenfäden?

   ....

   ....

8. Welche Funktion haben die Purkinje-Fasern?

   ....

   ....

9. Nach welcher Formel errechnet sich das Herzminutenvolumen?

   ....

10. Welcher Teil des vegetativen Nervensystems hat eine dämpfende Wirkung auf das Herz?

    ....

Wissensüberprüfung

Das habe ich gewusst		
Frage 9.1	☐ ja	☐ nein
Frage 9.2	☐ ja	☐ nein
Frage 9.3	☐ ja	☐ nein
Frage 9.4	☐ ja	☐ nein
Frage 9.5	☐ ja	☐ nein
Frage 9.6	☐ ja	☐ nein
Frage 9.7	☐ ja	☐ nein
Frage 9.8	☐ ja	☐ nein

10 Kreislauf- und Gefäßsystem

10.1 Ordne die Aussagen zu: Was gilt für Arterien, was für Venen, was für beide?

a. Entspringen aus den Ventrikeln des Herzens; b. Besitzen in der Peripherie Taschenklappen; c. Führen im Lungenkreislauf sauerstoffarmes Blut; d. Transportieren sauerstoffreiches Blut von der Lunge zum Herzen; e. Sind von Endothel ausgekleidet; f. Werden durch die Muskelpumpe unterstützt; g. Besitzen an ihren Ursprüngen aus dem Herzen Taschenklappen

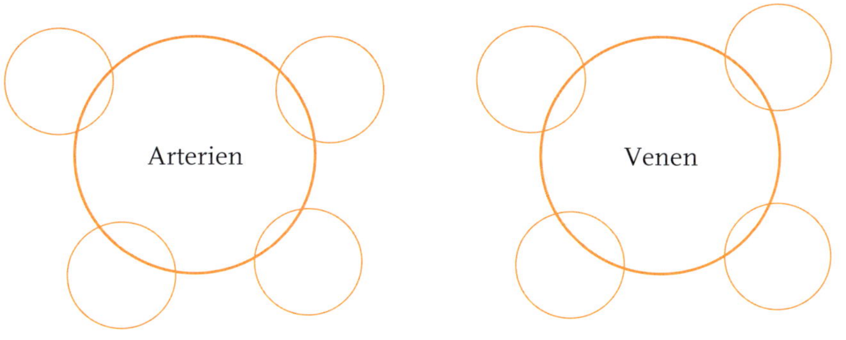

10.2 Beschrifte die markierten Arterien

a. A. femoralis; b. Truncus coeliacus; c. Arcus aortae; d. A. brachialis; e. Truncus brachiocephalicus; f. A. mesenterica superior; g. A. carotis communis

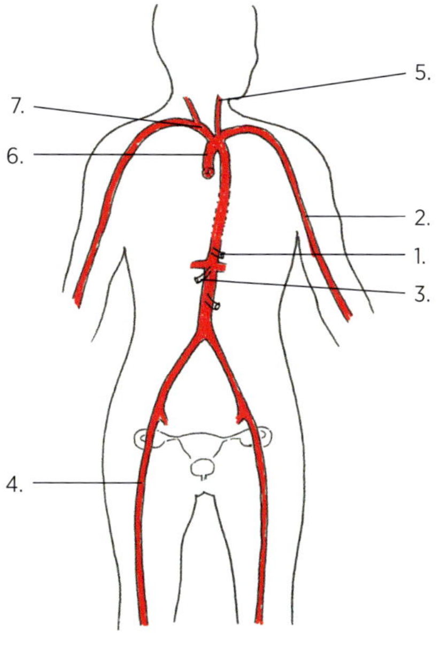

10.3 Benenne die Arterien des Armes

a. A. radialis; b. A. subclavia; c. A. brachialis; d. A. ulnaris; e. A. axillaris

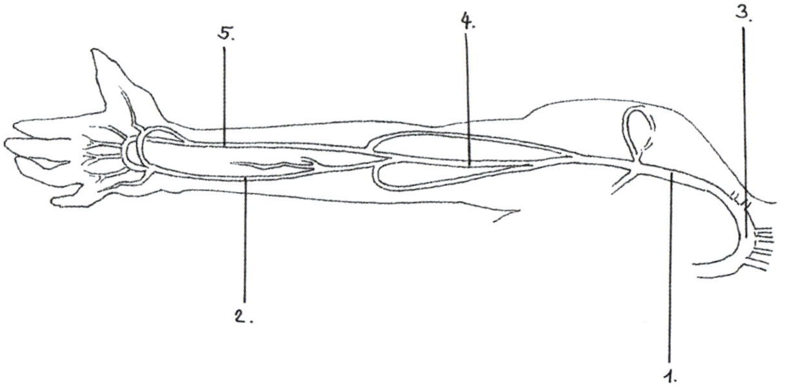

10.4 Benenne die Arterien des Beines

a. A. poplitea; b. A. tibialis posterior; c. A. femoralis; d. A. dorsalis pedis; e. A. tibialis anterior; f. A. iliaca externa

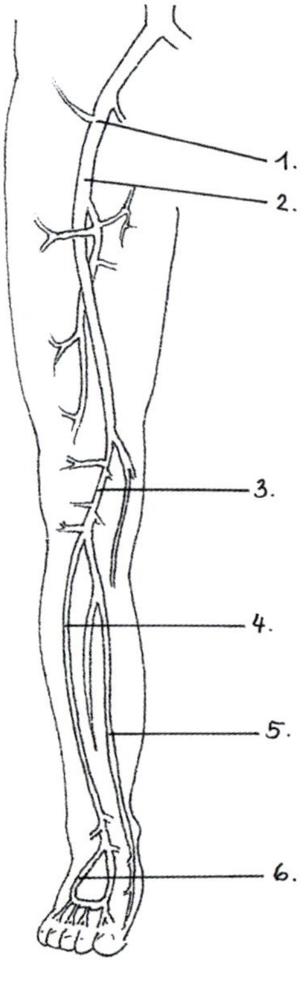

10.5 Beantworte die Fragen

Wähle aus den folgenden Begriffen und setze korrekt ein:

a. Aorta; b. Hohlvene; c. Hornhaut des Auges; d. Knochen; e. Knorpel; f. Körperkreislauf; g. Leber; h. Lungenarterien; i. Lungenvenen; j. Lymphknoten; k. Niere

1. Welches Gefäß transportiert das Blut in den Körperkreislauf?

   ....

2. Welche Gefäße bringen das Blut aus dem Lungenkreislauf zum Herzen?

   ....

3. Nenne zwei Organe, die ein besonders dichtes Kapillarnetz besitzen.

   ....

4. Nenne zwei Gewebe, die frei von Kapillaren sind.

   ....

10.6 Ordne die Fachtermini den Venen zu

1. Obere Hohlvene	a. Vena iugularis
2. Beckenvene	b. Vena poplitea
3. Drosselvene	c. Vena cava superior
4. Kniekehlenvene	d. Vena brachialis
5. Oberarmvene	e. Vena iliaca

10.7 Benenne die Venen des Armes

a. V. ulnaris; b. V. cephalica; c. V. subclavia; d. V. radialis; e. V. brachialis

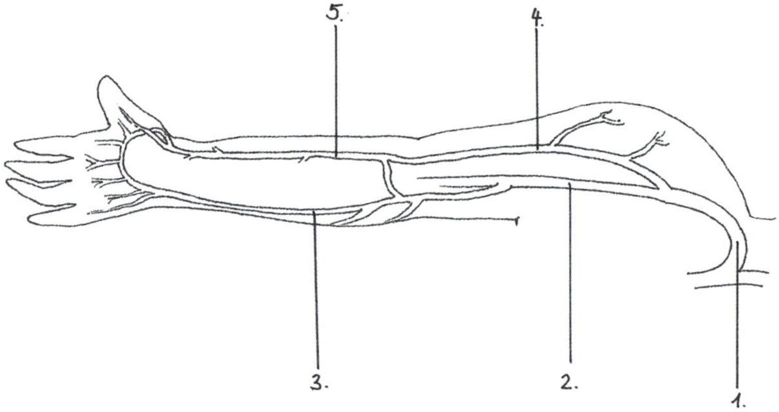

10.8 Benenne die Venen des Beines

a. V. saphena magna; b. V. tibialis anterior; c. V. femoralis; d. V. iliaca externa; e. V. tibialis posterior

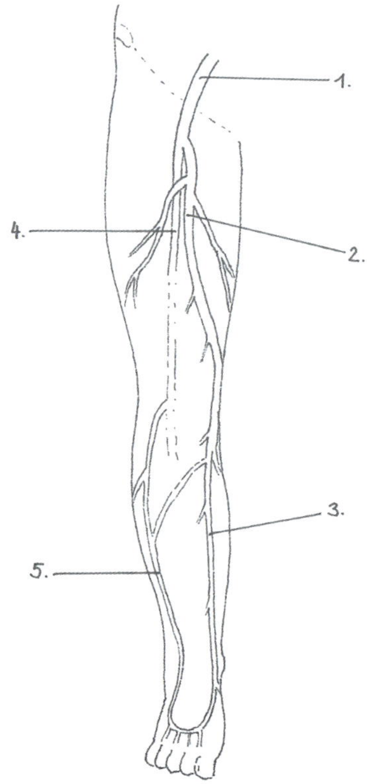

10.9 Löse das Rätsel

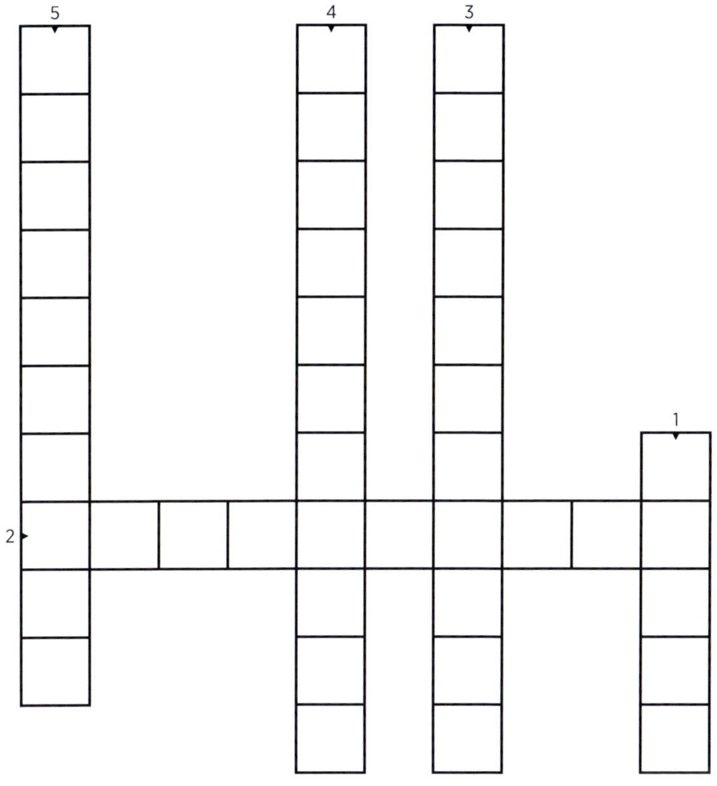

1. Hormon der Niere, welches der Blutdruckregulation dient
2. Welches Organ setzt den Wirkstoff Aldosteron frei?
3. Teil des vegetativen Nervensystems, der den Blutdruck steigert
4. Hormon, das über eine Gefäßverengung blutdrucksteigernd wirkt
5. Fachbegriff für Bluthochdruck

10.10 Kreuze die richtigen Antworten an

1. Welche Aussagen zum Stoffaustausch sind falsch?
   a. Bei der Filtration werden Flüssigkeit, Sauerstoff und Nährstoffe aus dem Blut ins Gewebe gepresst.
   b. Ein hoher hydrostatischer Druck im arteriellen Kapillarschenkel macht die Filtration erst möglich.
   c. Die verbliebenen Eiweißmoleküle im Blut erzeugen den kolloidosmotischen Druck.
   d. Der niedere kolloidosmotische Druck im venösen Kapillarschenkel unterstützt die Reabsorption von Flüssigkeit.
   e. Wesentlich für den Abtransport von Kohlendioxid und Abbauprodukten aus dem Gewebe ist der hohe Partialdruck dieser Stoffe im Venenblut.

2. Markiere die richtigen Aussagen
   a. Die Pfortader transportiert das nährstoffreiche Blut aus den Verdauungsorganen zur Leber.
   b. In den Nabelschnurvenen fließt das sauerstoffarme Blut vom ungeborenen Kind zur Plazenta.
   c. Durch ein Loch in der Kammerscheidewand wird der fetale Lungenkreislauf umgangen.
   d. Der Ductus arteriosus Botalli bildet einen Kurzschluss zwischen Lungenschlagader und Aorta.

3. Welche der folgenden Parameter erhöhen den Blutdruck?
   a. erhöhte Aktivität des Parasympathikus
   b. vermehrte Ausschüttung des Hormons Renin
   c. Verminderung des Blutvolumens durch die Ausschüttung von Aldosteron
   d. Steigerung der Rückresorption von Salzen in der Niere
   e. Verengung der Blutgefäße

10.11 Benenne folgende Erkrankungen des Kreislaufsystems

1. Eine krankhafte Erhöhung des Blutdrucks:

   ....

2. Ein zu niedriger Blutdruck:

   ....

3. Flüssigkeitsansammlung in Körperhöhlen:

   ....

4. Flüssigkeitsansammlung im Gewebe:

   ....

10.12 Schnelle Fragen, kurze Antworten

1. Wie heißt die Beinarterie im Bereich der Kniekehle?

....

2. Wie viele Arterien laufen entlang der Nabelschnur?

....

3. Welche Aufgabe erfüllt der Ductus arteriosus Botalli im fetalen Kreislauf?

....

4. Wie heißt die äußerste Schicht der Blutgefäße?

....

5. Wo befindet sich das Foramen ovale?

....

6. Über welches Blutgefäß wird das Blut aus dem Darm in die Leber transportiert?

....

7. Wozu dienen Perforansvenen?

....

8. In welchen Gefäßabschnitten fließt das Blut am langsamsten? Warum?

....

....

9. Wozu dient die Blut-Hirn-Schranke?

....

Wissensüberprüfung

Das habe ich gewusst		
Frage 10.1	☐ ja	☐ nein
Frage 10.2	☐ ja	☐ nein
Frage 10.3	☐ ja	☐ nein
Frage 10.4	☐ ja	☐ nein
Frage 10.5	☐ ja	☐ nein
Frage 10.6	☐ ja	☐ nein
Frage 10.7	☐ ja	☐ nein
Frage 10.8	☐ ja	☐ nein
Frage 10.9	☐ ja	☐ nein
Frage 10.10	☐ ja	☐ nein
Frage 10.11	☐ ja	☐ nein
Frage 10.12	☐ ja	☐ nein

11 Atemorgane

11.1 Beschrifte das Kehlkopfskelett

a. Luftröhre; b. Kehldeckel; c. Stellknorpel; d. Zungenbein; e. Ringknorpel; f. Schildknorpel

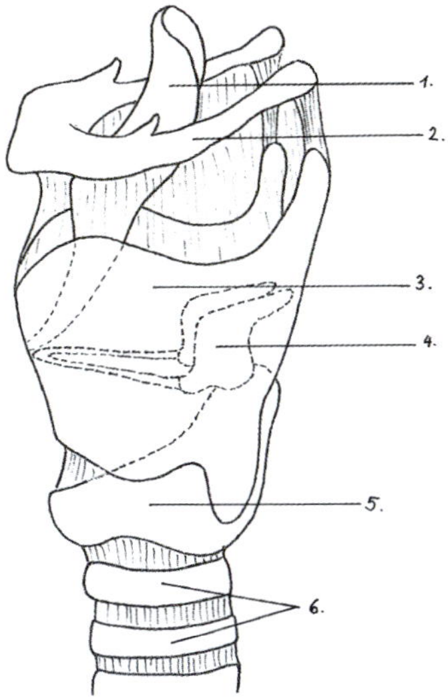

11.2 Ergänze den Lückentext

a. Venengeflecht; b. Kapillarblut; c. Befeuchtung; d. hyalinem; e. Flimmerepithel; f. Alveolen; g. kollabieren

Die Atemwege sind vom respiratorischen Epithel ausgekleidet, welches folgende Aufgaben erfüllt: Das .... transportiert Schleim und Schmutzpartikel Richtung Rachen, die Becherzellen sorgen für eine ausreichende .... der Schleimhaut und ein dichtes submuköses .... erwärmt schließlich die Atemluft. Die größeren Bronchien besitzen Knorpelspangen aus .... Knorpel, damit sie beim Einatmen nicht .... In den .... kommt es zum Gasaustausch zwischen Alveolarluft und ....

11.3 Benenne die markierten Höhlen des Schädels

a. Kieferhöhle; b. Stirnbeinhöhle; c. Augenhöhle; d. Keilbeinhöhle; e. Siebbeinhöhle; f. Nasenhöhle

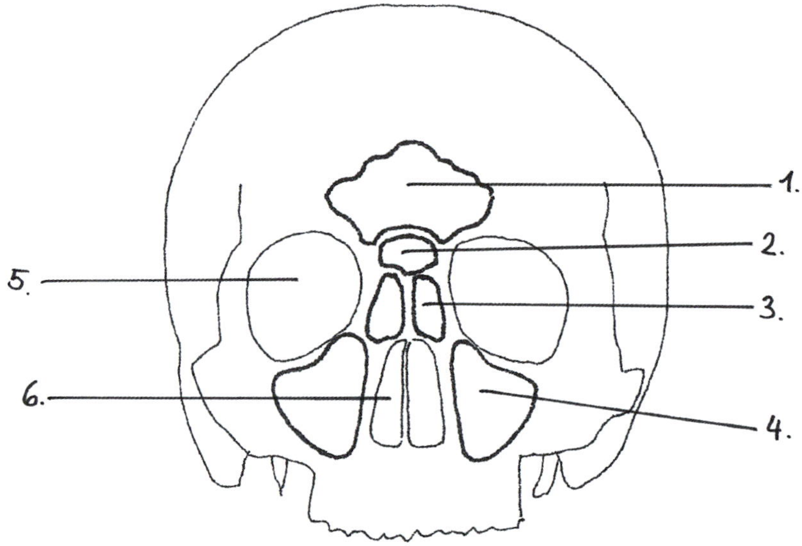

11.4 Übersetze folgende Begriffe ins Deutsche und verbinde die Kästchen

1. Pharynx	a. Luftröhre
2. Epiglottis	b. Lunge
3. Trachea	c. Rachen
4. Pulmo	d. Mandel
5. Larynx	e. Zäpfchen
6. Tonsilla	f. Kehldeckel
7. Uvula	g. Kehlkopf

11.5 Beschrifte den Bronchialbaum

a. Bifurkation; b. Segmentbronchus; c. Trachea; d. Lappenbronchus; e. Hauptbronchus

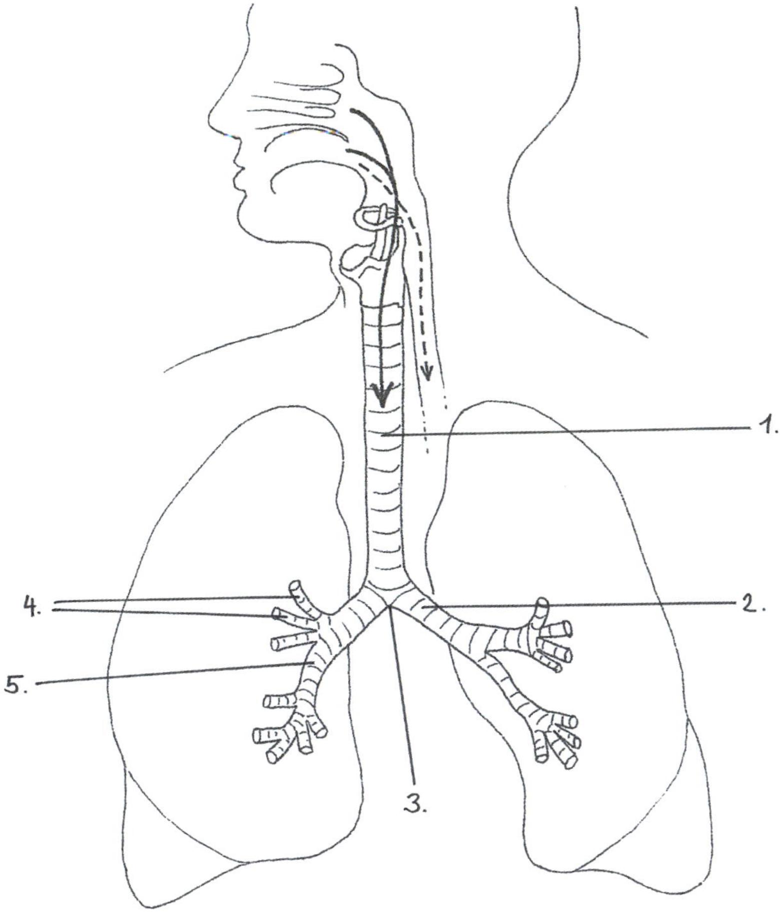

11.6 Ordne die Symptome den Erkrankungen zu

1. Perfusionsstörung	a. Asthma bronchiale
2. Stridor	b. Lungenemphysem
3. trockene Rasselgeräusche	c. Lungenembolie
4. abgeschwächtes Atemgeräusch	d. Fremdkörper in den Atemwegen

11.7 Kreuze die richtigen Antworten an

1. Welche Aussagen sind richtig?
   a. Die zarten Lungenbläschen heißen Bronchiolen.
   b. Die Ohrtrompete dient dem Druckausgleich im Innenohr.
   c. Das Atemminutenvolumen beträgt in Ruhe etwa 7,5 Liter/Minute.
   d. Die paarigen Öffnungen der Nasenhöhle in den Rachen heißen Choanen.

2. Finde die falschen Aussagen
   a. Mikrovilli sind feinste Flimmerhärchen an den Zelloberflächen des respiratorischen Epithels.
   b. Die Atemluft wird durch zahlreiche Blutgefäße im respiratorischen Epithel abgekühlt.
   c. Zahlreiche Becherzellen befeuchten durch ihre Sekrete die einströmende Atemluft.
   d. Die Lunge wird durch glatte Muskelzellen in ihrem Gewebe entfaltet, somit erfolgt das Einatmen aktiv.

3. Finde die falschen Aussagen
   a. Die Steuerzentrale unserer Atmung, das sogenannte Atemzentrum, befindet sich in der grauen Substanz der Hirnrinde.
   b. Das Atemzentrum sorgt bei einem Abfallen des Kohlendioxid-Partialdrucks für einen gesteigerten Atemreiz.
   c. Ein niedriger pH-Wert des Blutes bewirkt eine Beschleunigung der Atemtätigkeit.
   d. Ein niedriger Sauerstoff-Partialdruck im arteriellen Blut führt zu einer Aktivierung der Atmung.

11.8 Ordne die Begriffe den Abschnitten des Rachens zu

1. Nasopharynx
2. Oropharynx
3. Laryngopharynx

a. Isthmus faucium
b. Rachenmandel
c. Gaumenmandel
d. Kehlkopfeingang
e. Mündung der Ohrtrompete

11.9 Löse das Rätsel

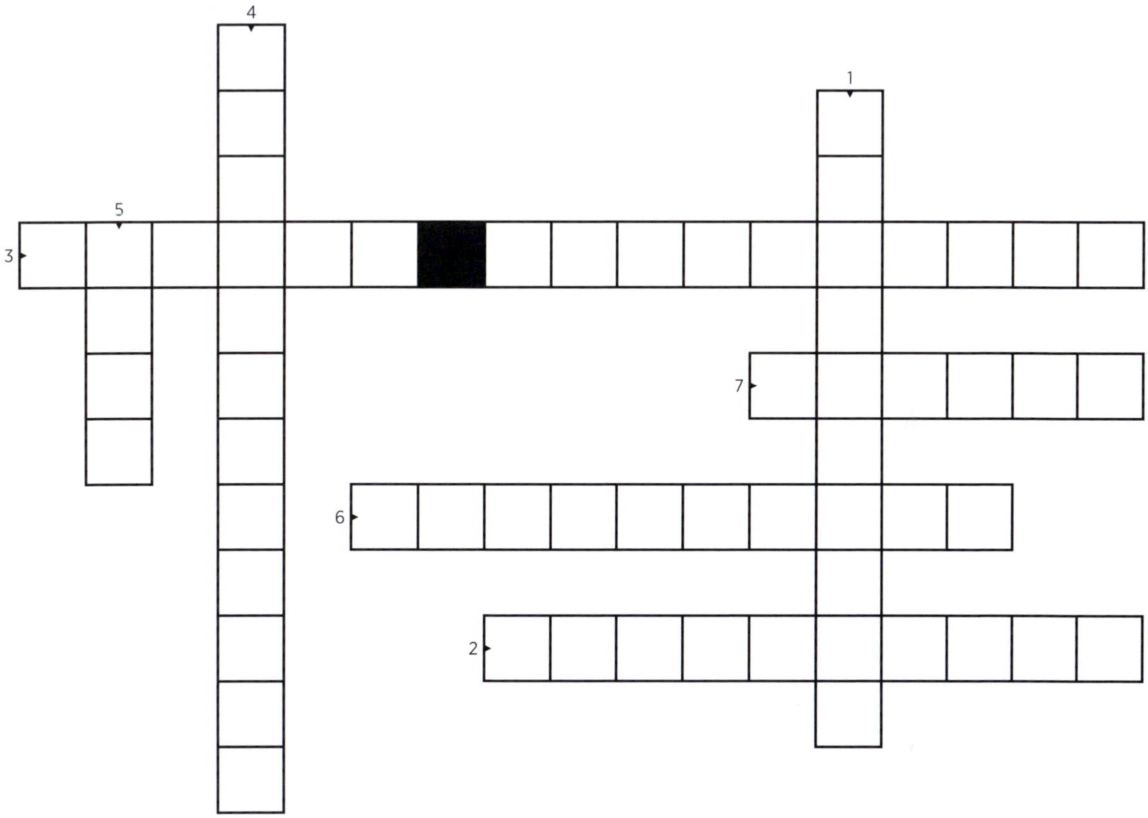

1. Substanz, die die Oberflächenspannung der Alveolen vermindert
2. deutsche Bezeichnung für Pleura parietalis
3. lateinischer Begriff für Lungenfell
4. Ansammlung von Flüssigkeit im Pleuraraum
5. Was befindet sich beim Pneumothorax im Pleuraspalt?
6. lateinischer Begriff für Kehldeckel
7. untere Begrenzung der Nasenhöhle

11.10 Schnelle Fragen, kurze Antworten

1. Nenne die Grenze zwischen den oberen und den unteren Atemwegen.

   ....

2. Welche Nasennebenhöhlen sind dir bekannt?

   ....

   ....

3. Wozu dienen die Becherzellen des respiratorischen Epithels?

   ....

4. Welche Funktion erfüllt das Surfactant?

   ....

5. Wo und wozu findet die sogenannte innere Atmung statt?

   ....

   ....

6. In welchem Hirnabschnitt sitzen die zentralen Chemorezeptoren?

   ....

7. Aus welchen Volumina setzt sich die Vitalkapazität zusammen?

   ....

   ....

8. Wie lautet der Fachausdruck für Stimmbildung?

   ....

Wissensüberprüfung

Das habe ich gewusst		
Frage 11.1	☐ ja	☐ nein
Frage 11.2	☐ ja	☐ nein
Frage 11.3	☐ ja	☐ nein
Frage 11.4	☐ ja	☐ nein
Frage 11.5	☐ ja	☐ nein
Frage 11.6	☐ ja	☐ nein
Frage 11.7	☐ ja	☐ nein
Frage 11.8	☐ ja	☐ nein
Frage 11.9	☐ ja	☐ nein
Frage 11.10	☐ ja	☐ nein

12 Blut

12.1 Löse das Rätsel

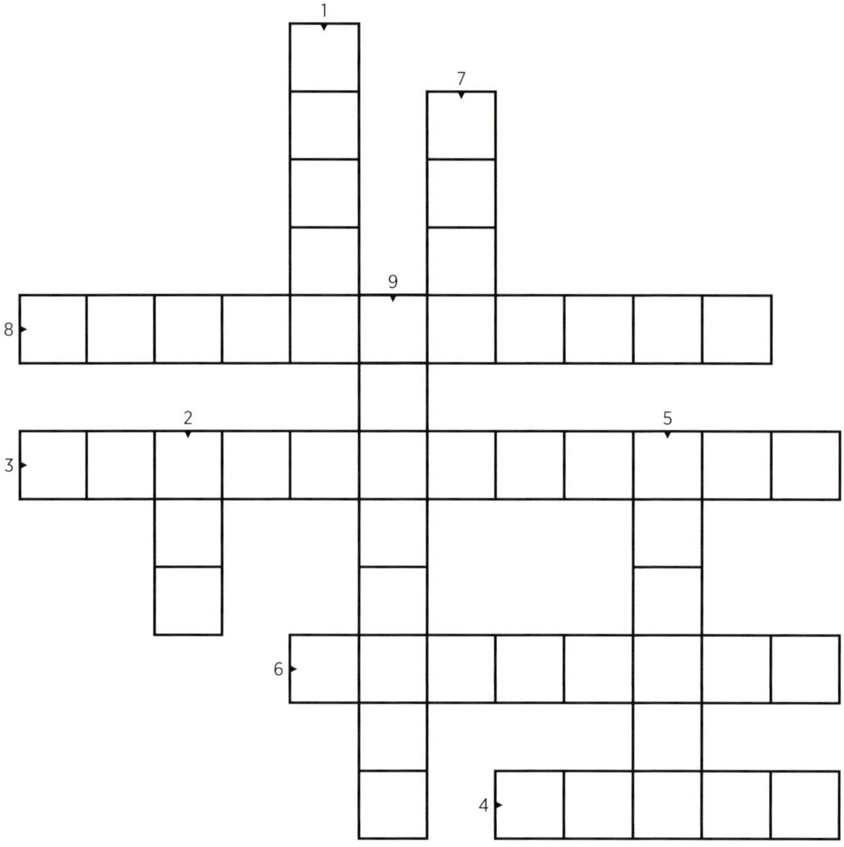

1. flüssiger Anteil des Blutes, der nicht mehr gerinnt
2. Farbe der Granula der eosinophilen Granulozyten
3. lateinische Bezeichnung der Blutplättchen
4. chemisches Element, das den Erythrozyten ihre rote Farbe verleiht
5. Organ zur Prägung der T-Lymphozyten
6. „Gewebshormon" der Basophilen, das bei allergischen Reaktionen eine zentrale Rolle spielt
7. Organ, das dem Abbau von Blutzellen dient
8. „umgewandelter" B-Lymphozyt, der Antikörper bildet
9. Bluteiweiße, die den kolloidosmotischen Druck aufrechterhalten

12.2 Ordne zu

Ordne die Begriffe den Blutzellen zu (Mehrfachnennungen möglich)

a. Bikonkave Form; b. Abwehrfunktion; c. Bilden Gammaglobuline; d. Normwert: 4.000–10.000 Zellen/µl; e. Zellbruchstücke; f. Entstammen ausschließlich der myeloischen Knochenmarksstammzelle; g. Sauerstofftransport; h. Blutstillung; i. Beinhalten Hämoglobin; j. Betreiben Phagozytose

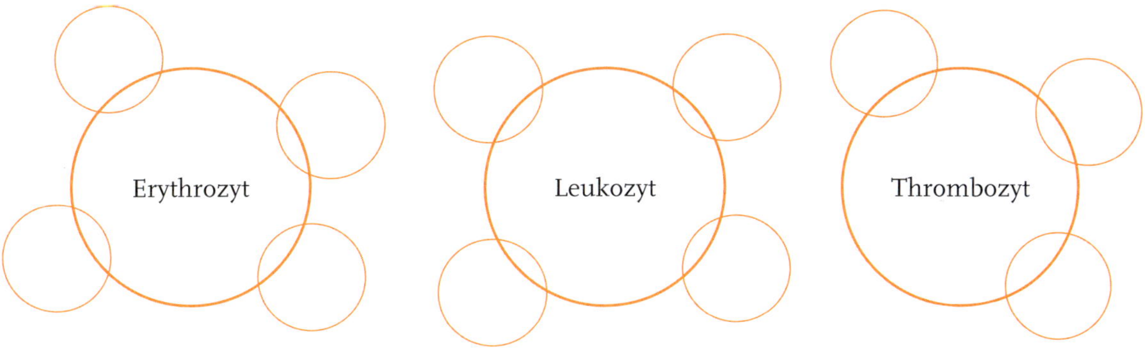

12.3 Lückentext

Setze die richtigen Antworten zur Immunabwehr in den Lückentext ein (und passe die Wortendungen entsprechend an)

ANTIGEN (AG) – ANTIKÖRPER (AK) – C-REAKTIVES PROTEIN (CRP) – ERWORBEN – FRESSZELLE – INTERFERON – PHAGOZYTOSE – UNSPEZIFISCH – ZELLULÄR

Die angeborene Immunität wird auch als .... Abwehr

bezeichnet. Granulozyten und Monozyten zählen zu ihrer ....

Komponente. Monozyten besitzen die Fähigkeit der .... ,

sie sind also ....

Ihre humorale Komponente beinhaltet mehrere Faktoren, so können ....

Zellen vor Virenbefall schützen, das .... gilt als

wichtiger Entzündungsmarker im Blut.

Die .... Immunität ist spezifisch, ihre bereitgestellten

.... reagieren auf eine Vielzahl von ....

12.4 Ergänze die fehlenden Bezeichnungen der Blutzellen

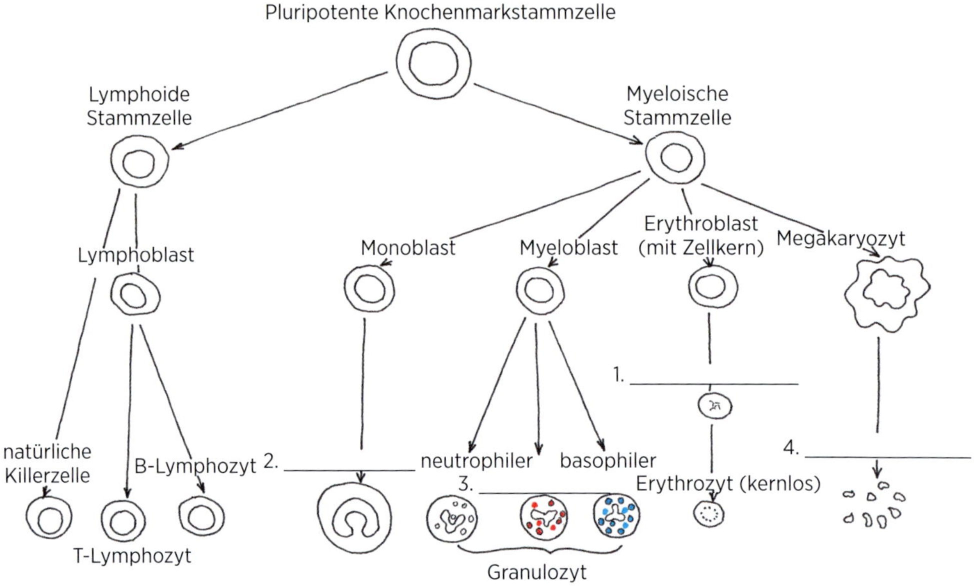

1. ....

2. ....

3. ....

4. ....

12.5 Kreuze die richtigen Antworten an

1. Welche Aussagen zu den Leukozyten sind richtig?
   a. Neutrophile Granulozyten sind an der Entstehung von Eiter beteiligt.
   b. Die eosinophilen Granulozyten haben blau färbbare Granula in ihrem Zytoplasma.
   c. Neutrophile Granulozyten sind Mikrophagen.
   d. Monozyten sind Makrophagen.
   e. Basophile Granulozyten sind vor allem bei Parasitenbefall im Blut erhöht.

2. Welchen Aussagen stimmst du zu?
   a. An den Oberflächen der roten Blutzellen lokalisierte Antigene legen die Blutgruppe fest.
   b. Antikörper des Rhesussystems werden gebildet, wenn Erythrozyten mit Rh+ Antigenen in Rh-negatives Blut gelangen, die Blutgruppen A, B und 0 besitzen jedoch schon ohne den Kontakt mit Antigen-ungleichem Blut die entsprechenden Antikörper.
   c. Die roten Blutzellen haben ihre Vorläuferzellen im roten Knochenmark, die weißen Blutzellen und die Blutplättchen hingegen im gelben Knochenmark.
   d. Die Blutgruppe 0 negativ wird auch bei Transfusion von gruppenfremdem Blut keine Antikörper bilden.

3. Suche die falschen Antworten
   a. Bei der Blutstillung wird ein weißer Thrombus aus Blutplättchen zum schnellen Wundverschluss gebildet.
   b. Beim letzten Schritt der Blutgerinnung wird das Prothrombin durch den Einfluss von Fibrin in das aktive Thrombin umgewandelt.
   c. Marcumar und ähnliche Wirkstoffe fördern die Bildung von Vitamin K in der Leber, wodurch die Blutgerinnung verhindert wird.
   d. D-Dimere sind Abbauprodukte des Fibrins; ein vermehrtes Auftreten im Blut gilt als Hinweis auf eine Thrombose.

12.6 Übersetze ins Deutsche

1. Sanguis: ....

2. Lien: ....

3. Medulla ossium: ....

4. Thrombozyt: ....

5. Erythrozyt: ....

12.7 Wie heißen die krankhaften Veränderungen des Blutes?

1. Immunreaktion auf harmlose Substanzen:

   ....

2. Verringerung der roten Blutzellen:

   ....

3. Ungewollte Blutgerinnung innerhalb eines Blutgefäßes:

   ....

4. Vermehrung der weißen Blutzellen:

   ....

5. Verschluss eines Blutgefäßes durch einen losgelösten Thrombus:

   ....

12.8 Schnelle Fragen, kurze Antworten

1. Wie heißt der flüssige Anteil des Blutes ohne Zellbestandteile, der noch gerinnen kann?

   ....

2. Welches Vitamin ist für die Blutgerinnung essenziell?

   ....

3. Welche Blutkörperchen sind eigentlich nur Bruchstücke einer Zelle?

   ....

4. Wo werden B-Lymphozyten geprägt?

   ....

5. Welche Abwehrzellen sollen überschießende Immunreaktion verhindern?

   ....

6. Wie lautet der Fachausdruck für das „Anlocken" von Abwehrzellen an den Ort der Entzündung?

   ....

7. Welche Zellen gehen aus der lymphoiden Knochenmarksstammzelle hervor?

   ....

8. Welche Antigene und welche Antikörper zeichnen die Blutgruppe AB aus?

. . . .

9. Welches chemische Element beinhaltet das Hämoglobin?

. . . .

Wissensüberprüfung

Das habe ich gewusst		
Frage 12.1	☐ ja	☐ nein
Frage 12.2	☐ ja	☐ nein
Frage 12.3	☐ ja	☐ nein
Frage 12.4	☐ ja	☐ nein
Frage 12.5	☐ ja	☐ nein
Frage 12.6	☐ ja	☐ nein
Frage 12.7	☐ ja	☐ nein
Frage 12.8	☐ ja	☐ nein

13 Lymphatisches System

13.1 Nenne die lateinischen Fachtermini für folgende Lymphorgane

1. Bries: ....

2. Rachenmandel: ....

3. Wurmfortsatz: ....

4. Milz: ....

5. Lymphknoten: ....

6. Gaumenmandel: ....

13.2 Kreuze die richtigen Antworten an

1. Welche Aussagen sind richtig?
   a. Der größte Teil der Lymphflüssigkeit wird über den Brustmilchgang (Ductus thoracicus) im Bereich der oberen Brustkorböffnung in das Venensystem transportiert.
   b. Lymphknoten sind Filterstationen, in denen Krankheitserreger und auch Tumorzellen „hängenbleiben".
   c. B-Lymphozyten werden in der Bries geprägt, bevor sie in der Folge die Lymphknoten besiedeln.
   d. Die Milz befindet sich im rechten Oberbauch und dient dem Abbau funktionsloser Blutzellen.

2. Welche Aussagen sind falsch?
   a. Zu den lymphatischen Organen zählen die Bauchspeicheldrüse, die Thymusdrüse und die Milz.
   b. Das lymphatische Gewebe im Bereich des Rachens wird Tonsillen genannt.
   c. In der Darmschleimhaut und im Wurmfortsatz dienen zahlreiche Lymphfollikel der Abwehr von Krankheitserregern.
   d. T-Lymphozyten werden im Knochenmark geprägt, sie werden dem spezifischen Immunsystem zugerechnet.

3. Welche Aussagen sind richtig?
   a. Die Thymusdrüse befindet sich hinter dem Brustbein und wird ab der Pubertät zunehmend durch Fettgewebe ersetzt.
   b. Im Thymus lässt sich eine rote und eine weiße Pulpa unterscheiden.
   c. Als Peyer'sche Plaques bezeichnet man Ansammlungen von Lymphfollikeln in den Mandeln.
   d. In Lymphknoten findet man sowohl T-Lymphozyten als auch B-Lymphozyten und Plasmazellen.

13.3 Ordne die Begriffe den lymphatischen Organen richtig zu

1. Waldeyer'scher Rachenring	a. Anhängsel des Blinddarms
2. Milz	b. Rachen- und Gaumenmandeln
3. T-Lymphozyten	c. im Thymus geprägt
4. Wurmfortsatz	d. rote und weiße Pulpa

13.4 Schnelle Fragen, kurze Antworten

1. Beschreibe die anatomische Lage der Milz.

   ....

2. In welchem lymphatischen Organ werden T-Lymphozyten geprägt?

   ....

3. Was bezeichnet man als „Waldeyer'schen Rachenring"?

   ....

Wissensüberprüfung

Das habe ich gewusst		
Frage 13.1	☐ ja	☐ nein
Frage 13.2	☐ ja	☐ nein
Frage 13.3	☐ ja	☐ nein
Frage 13.4	☐ ja	☐ nein

14 Verdauungssystem

14.1 Beschrifte die markierten Strukturen des Zahns

a. Zahnzement; b. Zahnkrone; c. Zahnpulpa; d. Zahnbein; e. Zahnschmelz; f. Zahnwurzel

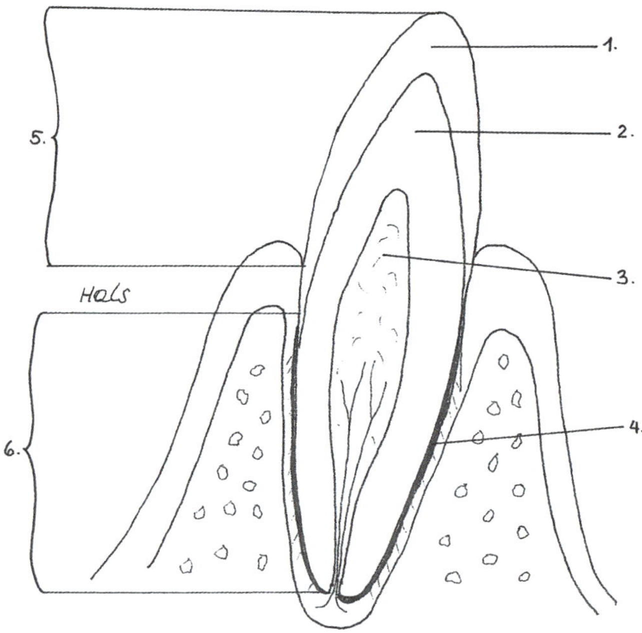

14.2 Beantworte die Fragen zu den Geschmacksrichtungen

1. Nenne die vier unterschiedlichen Arten von Geschmackspapillen.

....

....

....

....

2. Wie heißen die fünf Geschmacksrichtungen?

...., ...,

...., ...,

....

14.3 Bezeichne die Organe des Verdauungstraktes

a. Gallenblase; b. Magen; c. Speiseröhre; d. Leber; e. Dickdarm; f. Wurmfortsatz; g. Mastdarm

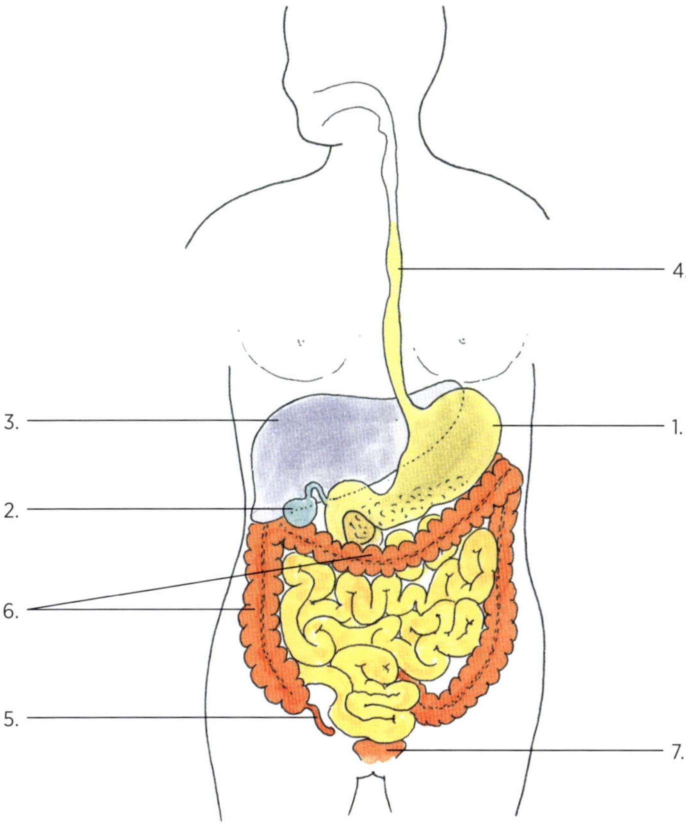

14.4 Ordne die Bauchorgane ihrer richtigen Lage zu

1. retroperitoneal liegend
2. keine Beziehung zum Peritoneum
3. intraperitoneal liegend

a. Zwölffingerdarm

b. After

c. Prostata

d. Niere

e. Leber

14.5 Beschrifte die Abschnitte des Magens

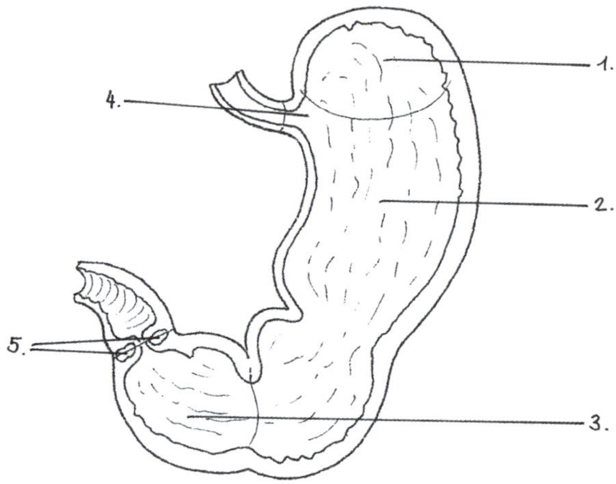

14.6 Beantworte die Fragen

Beantworte die Fragen zu Aufbau und Funktion der Verdauungsorgane und wähle nur die richtigen Antworten aus

DUODENUM – EIWEISS – HAUSTREN – HISTAMIN – ILEUM – JEJUNUM – KERCKRING-FALTEN – KOLON – KRYPTEN – MIKROVILLI – MUZIN – PEPSINOGEN – REKTUM – TÄNIEN – VITAMIN B12 – ZOTTEN

1. Welchen Bestandteil des Magensaftes produzieren die Nebenzellen der Magenschleimhaut?

   ....

2. Welcher Nahrungsbestandteil wird durch den Intrinsic-Faktor vor frühzeitiger Verdauung geschützt?

   ....

3. Nenne die vier Einrichtungen der Dünndarmschleimhaut, die der Vergrößerung ihrer Oberfläche dienen

   ....

4. Wie heißen die drei Abschnitte des Dünndarms?

   ....

5. Wie nennt man die längs verlaufenden Muskelverdickungen des Dickdarms?

   ....

14.7 Benenne die Abschnitte des Dickdarms

a. Colon descendens; b. Rectum; c. Caecum; d. Colon transversum; e. Colon sigmoideum; f. Appendix vermiformis; g. Colon ascendens

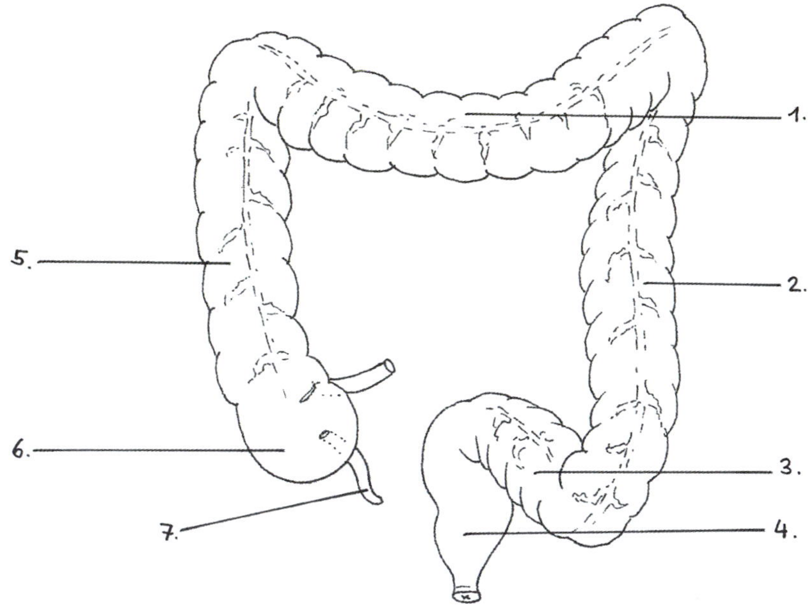

14.8 Benenne die markierten Strukturen der Leber

a. Lobus quadratus; b. rechter Leberlappen; c. Gallenblase; d. untere Hohlvene; e. Lobus caudatus; f. Ductus choledochus

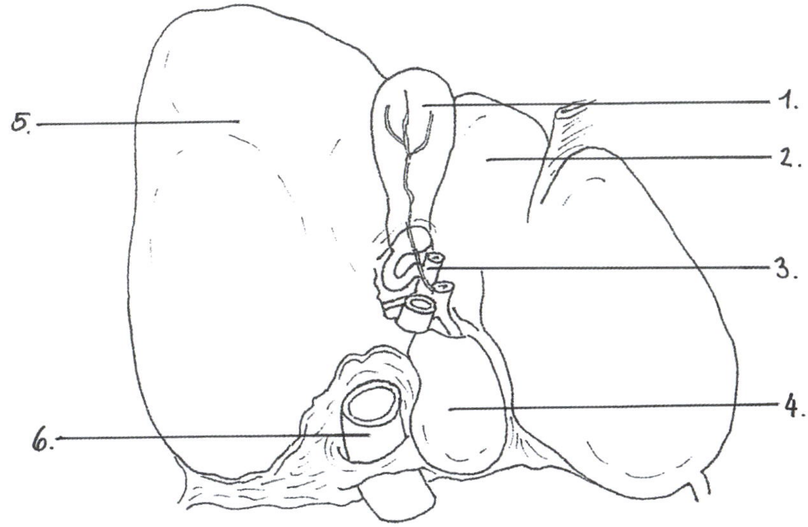

14.9 Löse das Rätsel

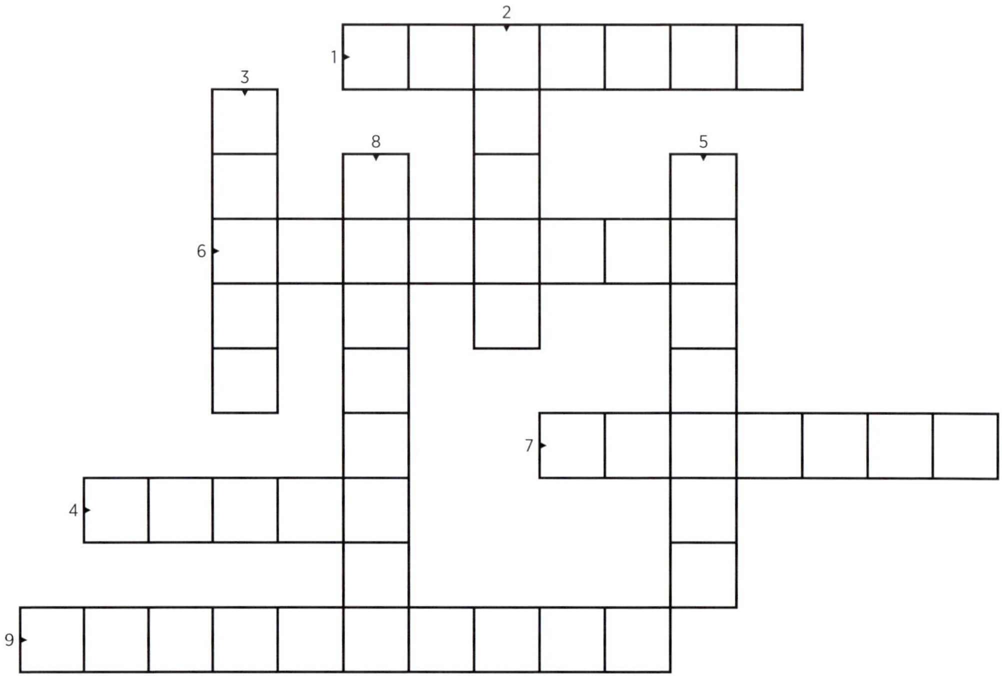

1. lateinischer Begriff für Pförtner
2. Drüse, die den Gallensaft produziert
3. Vervollständige die Dünndarmabschnitte: Duodenum – Jejunum – ...
4. allerletzter Abschnitt des Darmrohres
5. Enzym der Kopfspeicheldrüsen zur Verdauung von Kohlenhydraten
6. lateinischer Begriff für Zahnschmelz
7. Anzahl der Zähne eines vollständigen Milchgebisses
8. sackförmige Ausstülpungen der Dickdarmwand
9. Enzym (Vorstufe), das von den Hauptzellen des Magens gebildet wird

14.10 Kreuze die richtige(n) Antwort(en) an

1. Welche Aussage zu den Gallengängen ist falsch?
   a. Rechter und linker Lebergang vereinigen sich zum gemeinsamen Lebergang (Ductus hepaticus communis).
   b. Aus der Gallenblase entspringt der Gallengang (Ductus choledochus).
   c. Gemeinsamer Lebergang und Gallenblasengang (Ductus cysticus) vereinigen sich zum Gallengang (Ductus choledochus).
   d. Der Gallengang (Ductus choledochus) mündet an der Papilla Vateri in den Zwölffingerdarm.

2. Welchen Aussagen stimmst du zu?
   a. Die Leber ist die größte menschliche Drüse und befindet sich unterhalb der linken Zwerchfellkuppel.
   b. Durch die Leberpforte tritt die Leberarterie in die Leber ein, der Gallengang und die Lebervene treten aus.
   c. Durch die prismenförmigen Leberläppchen fließt sowohl das Pfortaderblut als auch das Blut der Leberarterie in die Zentralvene.
   d. Als Glisson-Trias fasst man die Äste der Leberarterie, der Pfortader und des Gallengangs zusammen.

3. Welche Aussagen zur Speiseröhre sind korrekt?
   a. Sie durchbricht das Zwerchfell und mündet unmittelbar danach in die Kardia des Magens.
   b. Sie verbindet den Kehlkopf mit dem Magen.
   c. Sie besteht zur Gänze aus glatter Eingeweidemuskulatur.
   d. Sie weist zwei Engen auf, die durch ihre Ringmuskulatur gebildet werden.
   e. Sie ist mit einem mehrschichtigen unverhornten Plattenepithel ausgekleidet.

14.11 Nenne die lateinischen Fachtermini

1. Speiseröhre: ....

2. Magen: ....

3. Zwölffingerdarm: ....

4. Leber: ....

5. Grimmdarm: ....

6. Blinddarm: ....

7. Gallenblase: ....

8. Wurmfortsatz: ....

14.12 Ordne der Leber ihre sechs richtigen Funktionen zu

a. Synthese der Gerinnungsfaktoren; b. Insulinproduktion; c. Produktion von Gallensaft; d. Abbau von Hämoglobin; e. Freisetzen von Erythropoetin; f. Entgiften; g. Synthese von Vitamin K; h. Speichern von Glykogen; i. Bildung von Vitamin C

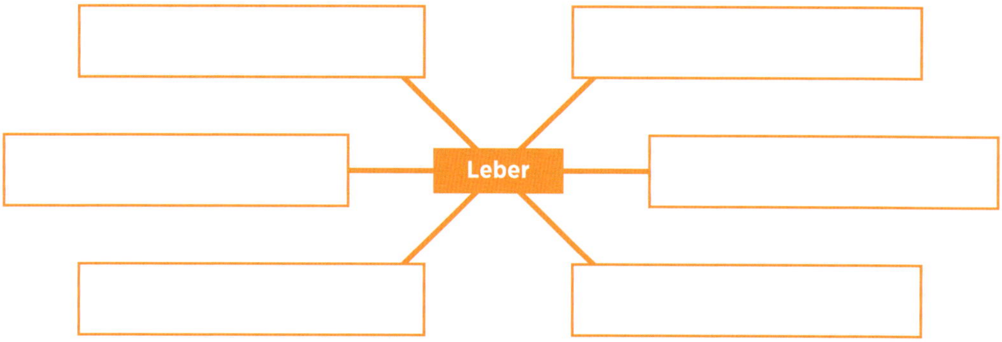

14.13 Ordne die Begriffe dem endokrinen oder exokrinen Anteil der Bauchspeicheldrüse zu

a. Hormondrüse
b. Bikarbonat
c. Amylase
d. Insulin
e. Glukagon
f. Verdauungsdrüse
g. Inselzellen
h. Chymotrypsin

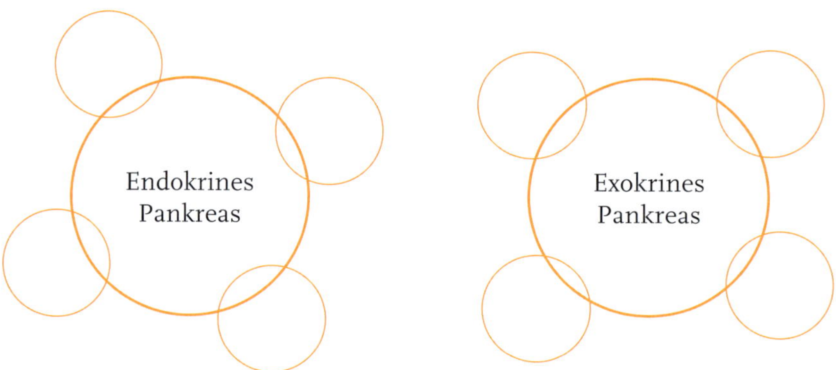

14.14 Welchen Aussagen zur Resorption der Nährstoffe stimmst du zu?

1. Im Zentrum der Dünndarmzotten verläuft ein Lymphgefäß.	
2. Wasserlösliche Substanzen werden über die Dünndarmzotten ins Blut aufgenommen.	
3. Die Fette aus der Nahrung gelangen über die Pfortader direkt in die Leber.	
4. Überschüssige Kohlenhydrate werden in der Leber als Glukagon gespeichert.	
5. Fettsäuren werden in Form von Chylomikronen resorbiert.	

14.15 Um welche Krankheitsbilder handelt es sich?

1. Erhöhung des Blutzuckers durch autoimmunologische Zerstörung der Inselzellen:

   ....

2. Gestörte Aufnahme der Nahrungsbestandteile durch die Darmschleimhaut in das Blut:

   ....

3. Unzureichende Verdauung der Nährstoffe durch angeborenen oder erworbenen Mangel an Verdauungsenzymen:

   ....

4. Erhöhung des Blutzuckers durch Erschöpfung der Inselzellen:

   ....

14.16 Schnelle Fragen, kurze Antworten

1. Welche der Zungenpapillen haben mechanische Aufgaben?

   ....

2. Wie viele Zähne besitzt ein vollständiges Erwachsenengebiss?

   ....

3. Benenne die drei großen paarigen Kopfspeicheldrüsen

   ....

   ....

4. Welche Magenzellen sezernieren die Salzsäure?

   ....

5. Welcher Anteil des Pankreas wird als Langerhans-Inseln bezeichnet?

   ....

6. Welche lebenswichtigen Bluteiweiße werden in der Leber gebildet?

   ....

7. Welcher Gallengang mündet an der Papilla Vateri in das Duodenum?

   ....

8. Welches Gefäß verläuft im Zentrum einer Darmzotte?

   ....

9. Welcher Schließmuskel des Afters unterliegt dem somatischen Nervensystem?

   ....

Wissensüberprüfung

Das habe ich gewusst		
Frage 14.1	☐ ja	☐ nein
Frage 14.2	☐ ja	☐ nein
Frage 14.3	☐ ja	☐ nein
Frage 14.4	☐ ja	☐ nein
Frage 14.5	☐ ja	☐ nein
Frage 14.6	☐ ja	☐ nein
Frage 14.7	☐ ja	☐ nein
Frage 14.8	☐ ja	☐ nein
Frage 14.9	☐ ja	☐ nein
Frage 14.10	☐ ja	☐ nein
Frage 14.11	☐ ja	☐ nein
Frage 14.12	☐ ja	☐ nein
Frage 14.13	☐ ja	☐ nein
Frage 14.14	☐ ja	☐ nein
Frage 14.15	☐ ja	☐ nein
Frage 14.16	☐ ja	☐ nein

15 Hormonsystem

15.1 Setze die Hormondrüsen entsprechend ihrer Hierarchie richtig ein

a. Nebennierenrinde; b. Hypothalamus; c. Eierstock; d. Schilddrüse; e. Hypophysenvorderlappen; f. Hoden

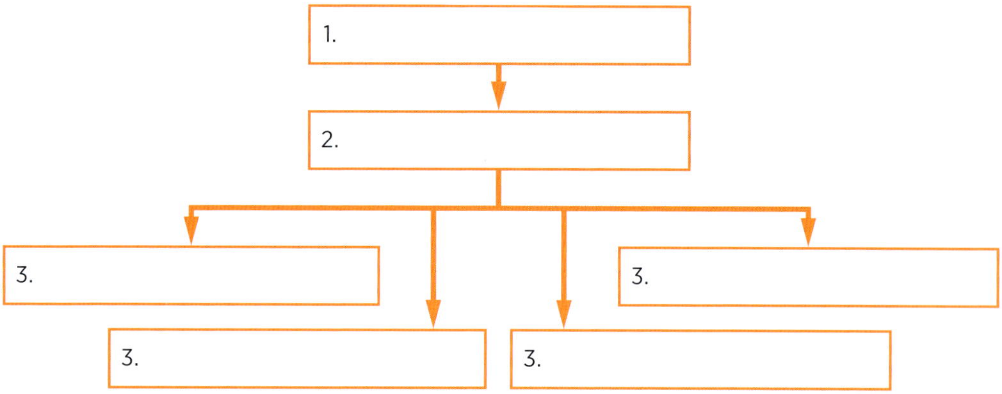

15.2 Beantworte die Fragen zur Schilddrüse

1. In welcher Höhe liegt das Querstück der Schilddrüse?

. . . .

2. Wie heißt eine Vergrößerung der Schilddrüse?

. . . .

3. Welches Element ist für die Synthese der Schilddrüsenhormone notwendig?

. . . .

4. Wie wird dieses Element den Menschen in Österreich flächendeckend verabreicht?

. . . .

5. Wie heißen die Schilddrüsenhormone mit vollständigen Namen?

. . . .

. . . .

15.3 Löse das Rätsel

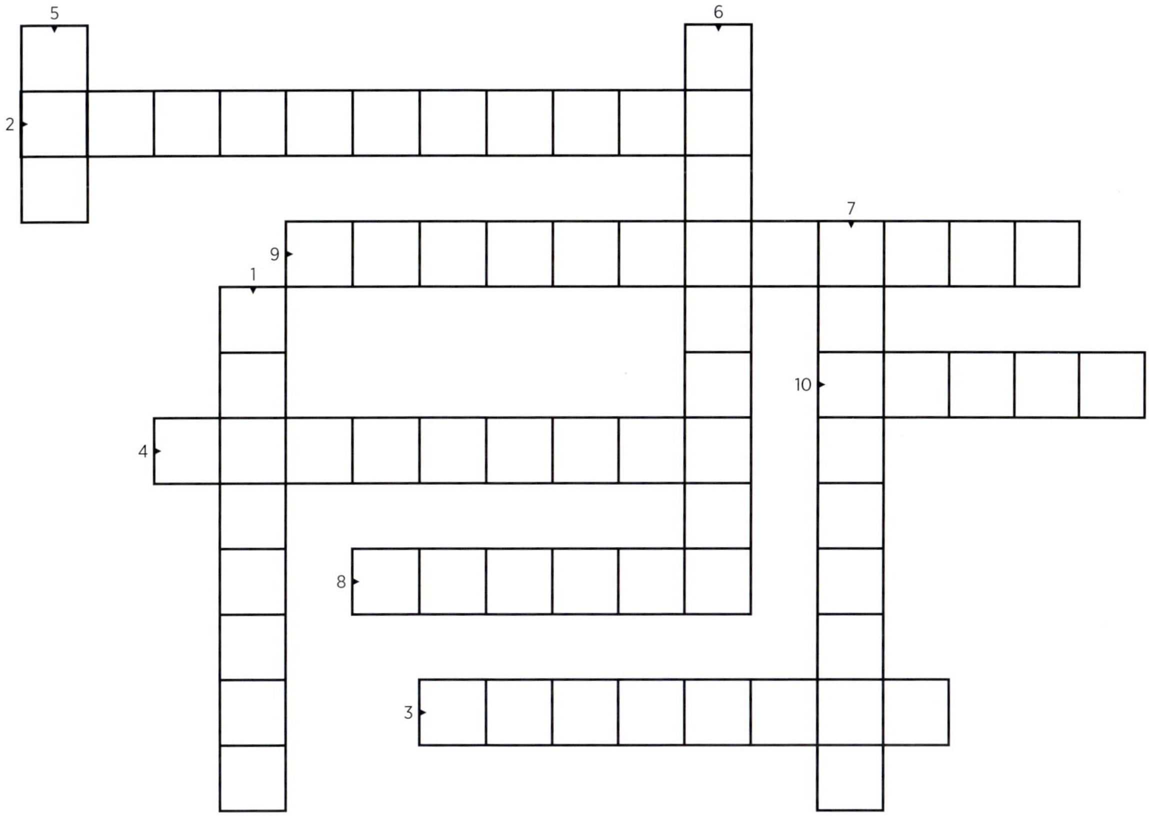

1. Hormon, das durch ACTH von der Nebennierenrinde ausgeschüttet wird
2. An welcher Drüse entfaltet das TSH seine Wirkung?
3. Hormon des Hypothalamus, das die Wehentätigkeit fördert
4. fördert die Bildung der Muttermilch
5. verantwortlich für die Heranreifung der Eizelle im Eierstock (Abkürzung)
6. reguliert den Schlaf-Wach-Rhythmus
7. wird im Nebennierenmark synthetisiert
8. andere Bezeichnung für Inhibiting-Hormon
9. Ort der Bildung der Releasing-Hormone
10. Hormon der Niere zur Blutdrucksteigerung

15.4 Verbinde die Kästchen und ordne die Symptome den Funktionsstörungen der Schilddrüse richtig zu

1. Hyperthyreose
2. Hypothyreose

a. schneller Herzschlag
b. Gewichtszunahme
c. Unruhe
d. starkes Schwitzen
e. Wärmeintoleranz
f. Trägheit

15.5 Welche Hormone unterliegen nicht der Steuerung des Hypothalamus-Hypophysen-Systems?

a. T3; b. Glukagon; c. Cortisol; d. Adrenalin; e. Calcitonin; f. Östrogen; g. Insulin; h. Progesteron; i. Parathormon

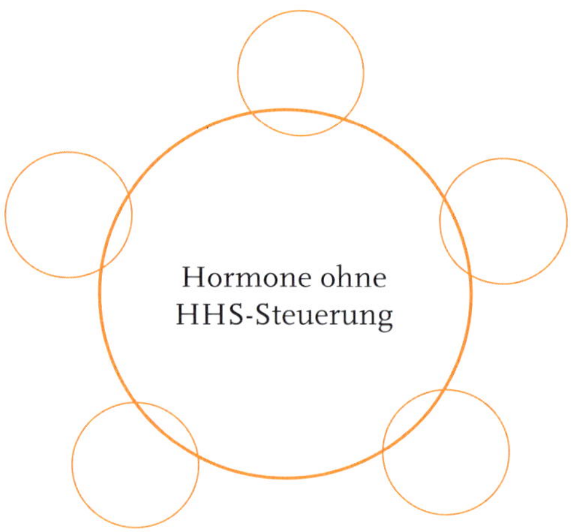

15.6 Wähle die richtigen Begriffe und ergänze den Lückentext zur Nebenniere

a. ADRENALIN; b. ALDOSTERON; c. ANDROGENE; d. CORTISOL; e. FASCICULATA; f. GLOMERULOSA; g. GLUKOKORTIKOIDE; h. MINERALOKORTIKOIDE; i. RETICULARIS

Die Nebennieren liegen den Nieren kappenförmig auf. In der Nebennierenrinde werden in der Zona .... die .... gebildet, deren wichtigster Vertreter, das .... , unter dem Einfluss von ACTH freigesetzt wird.

Aus der Zona .... stammen die .... , wobei das Hormon .... das Blutvolumen und den Blutdruck erhöht. Auch Geschlechtshormone, die .... , stammen aus der Nebennierenrinde.

15.7 Ergänze die Hormone in der Tabelle

a. Gestagene; b. Gonadotropin Releasing Hormone; c. Testosteron; d. gonadotrope Hormone; e. Östrogene

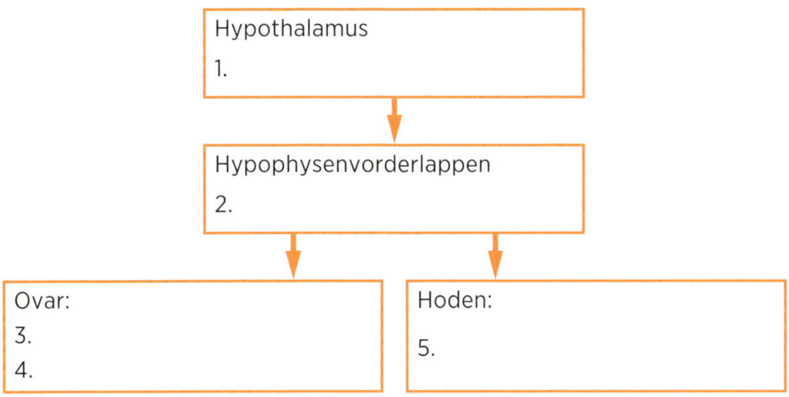

15.8 Ordne die Hormone richtig zu

a. FSH; b. ACTH; c. Oxytocin; d. Prolaktin; e. Vasopressin

1. Hypophysenvorderlappen →	
2. Hypophysenhinterlappen →	

15.9 Ordne den Hormonen ihre Wirkung zu

1. Insulin	a. Kuschelhormon
2. Calcitonin	b. entzündungshemmend
3. Adrenalin	c. senkt den Blutzucker
4. Cortisol	d. blutdrucksteigernd
5. Östrogen	e. steuert Menstruation
6. Oxytocin	f. senkt Blutkalziumspiegel

15.10 Wie heißen die folgenden Drüsen in lateinischer Sprache?

1. Nebenschilddrüse: ....
2. Hirnanhangsdrüse: ....
3. Nebenniere: ....
4. Schilddrüse: ....
5. weibliche Keimdrüse: ....
6. männliche Keimdrüse: ....

15.11 Kreuze die richtigen Antworten an

1. Finde die richtigen Aussagen
   a. Calcitonin, Parathormon und das Vitamin-D-Hormon regulieren den Kalziumspiegel im Blut und den Kalziumgehalt der Knochen.
   b. Die Hormone Calcitonin und Thyroxin stammen aus der Schilddrüse, die Nebenschilddrüse setzt Parathormon frei.
   c. Schilddrüse, Nebennierenrinde und Thymusdrüse werden vom Hypothalamus beeinflusst.
   d. Glukokortikoide, Mineralokortikoide und Androgene werden vom Nebennierenmark ausgeschüttet.
   e. Die Bauchspeicheldrüse sezerniert neben dem Insulin, welches den Blutzuckerspiegel senkt, auch seinen Gegenspieler, das Glukagon.

2. Welche Behauptungen stimmen nicht?
   a. Oxytocin entstammt dem Hypothalamus und wirkt fördernd auf die Geburtswehen.
   b. Vasopressin wird vom Hypophysenvorderlappen ausgeschüttet und steigert den Blutdruck.
   c. Melatonin stammt aus der Zirbeldrüse und bewirkt eine stärkere Pigmentierung der Haut unter Sonnenbestrahlung.
   d. TSH aus dem Hypophysenvorderlappen regt die Schilddrüse zur Synthese von T3 und T4 an.
   e. Cortisol ist ein Stresshormon aus der Nebennierenrinde.

3. Welche der folgenden Hormone werden in der Nebennierenrinde gebildet?
   a. Cortisol
   b. Adrenalin
   c. Mineralokortikoide
   d. Androgene
   e. ACTH

15.12 Um welche Erkrankungen handelt es sich?

1. Unterfunktion der Nebenschilddrüse: ....

2. Ausfall der Nebennierenrinde: ....

3. Überproduktion von Wachstumshormonen mit Wachstum der Akren:

   ....

4. Meist gutartiger Tumor des Nebennierenmarks:

   ....

15.13 Schnelle Fragen, kurze Antworten

1. Welche Hormondrüsen unterliegen der Hierarchie des Hormonsystems?

   ....

   ....

2. Wie heißt die oberste Instanz des Hormonsystems?

   ....

3. Welches chemische Element wird für die Produktion von Schilddrüsenhormonen benötigt?

   ....

4. Warum sind Schilddrüsenhormone im Kleinkindalter so wesentlich?

   ....

5. Nenne die Effektorhormone des Hypophysenvorderlappens

   ....

6. Wie heißt das wichtigste Mineralokortikoid und was ist seine Funktion?

   ....

7. Was bewirkt Oxytocin an der glatten Muskulatur des Uterus?

   ....

8. In welchem Abschnitt der Nebennierenrinde werden die Androgene synthetisiert?

   ....

Wissensüberprüfung

Das habe ich gewusst		
Frage 15.1	☐ ja	☐ nein
Frage 15.2	☐ ja	☐ nein
Frage 15.3	☐ ja	☐ nein
Frage 15.4	☐ ja	☐ nein
Frage 15.5	☐ ja	☐ nein
Frage 15.6	☐ ja	☐ nein
Frage 15.7	☐ ja	☐ nein
Frage 15.8	☐ ja	☐ nein
Frage 15.9	☐ ja	☐ nein
Frage 15.10	☐ ja	☐ nein
Frage 15.11	☐ ja	☐ nein
Frage 15.12	☐ ja	☐ nein
Frage 15.13	☐ ja	☐ nein

16 Harnorgane

16.1 Benenne die markierten Strukturen der Harnorgane

a. Niere; b. Ureter; c. Nierenarterie; d. Harnblase; e. Nebenniere; f. Blasendreieck; g. Urethra; h. Nierenvene

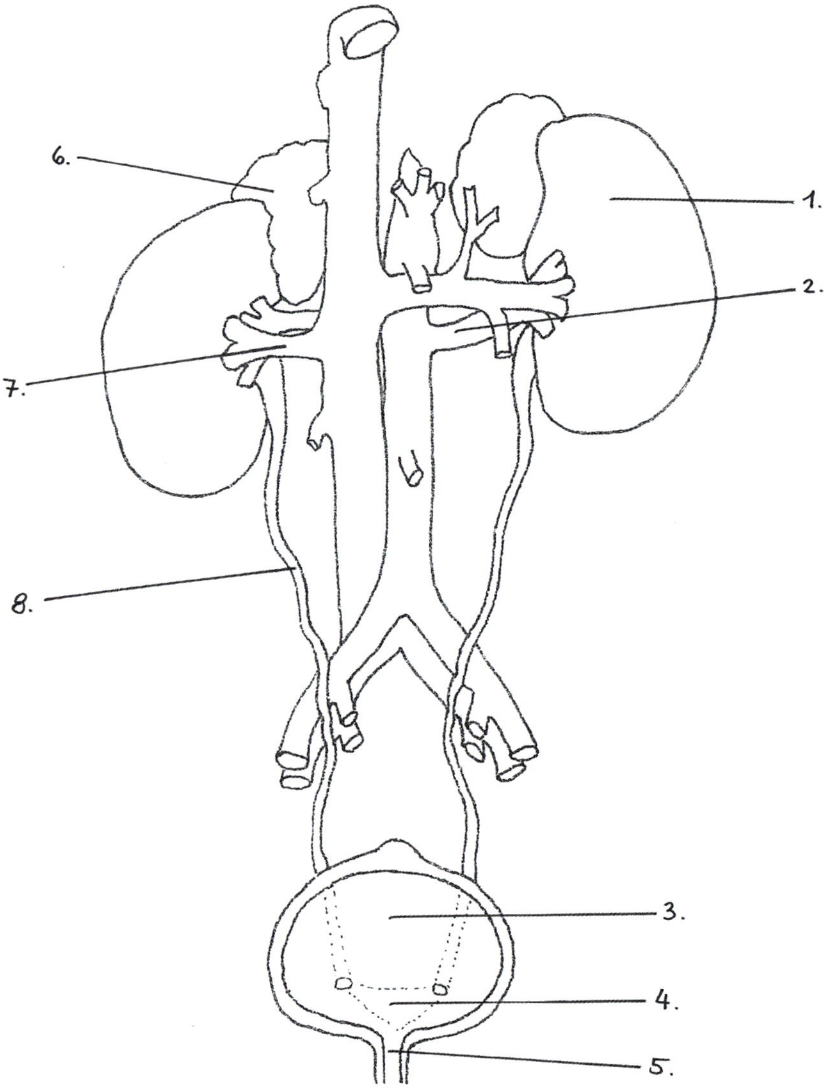

16.2 Löse das Rätsel

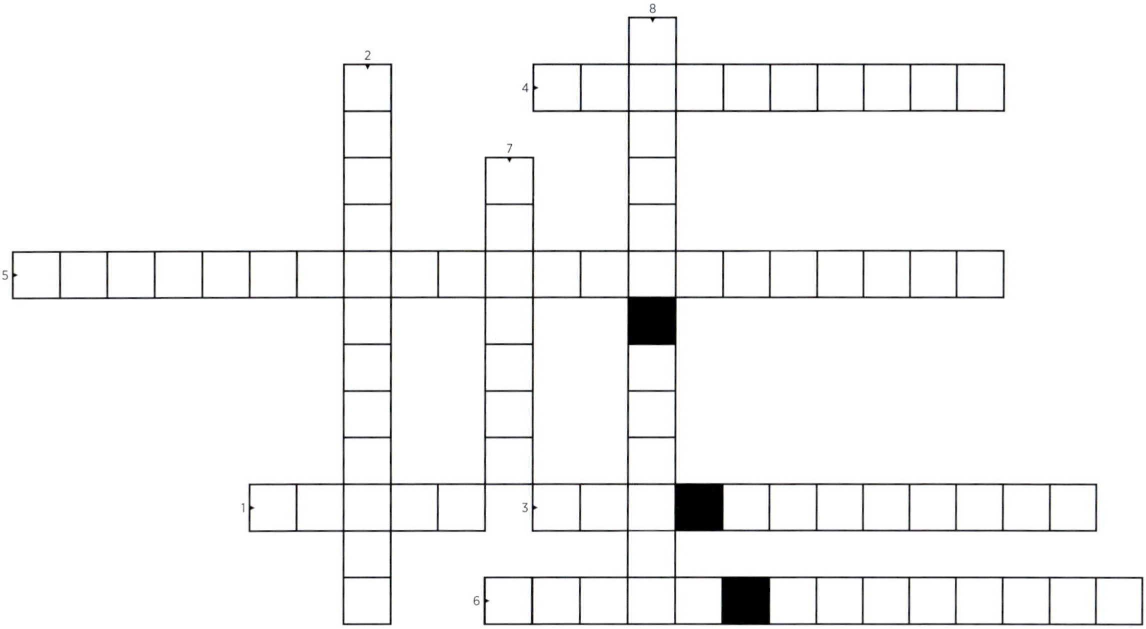

1. Ursprung der Nierenarterie
2. diese Arterie schmiegt sich an die gewölbte Basis der Nierenpyramide
3. zuführende Arteriole des Glomerulus
4. Kapillarknäuel des Malpighi-Körperchens
5. Arterie, die zwischen den Nierenpyramiden in Richtung Rinde zieht
6. Bezeichnung der geraden Abschnitte der Nierentubuli und des Überleitungsstücks
7. funktionelle Einheit der Niere (lat.)
8. sackförmige Struktur, die das Glomerulus umgibt

16.3 Ordne den Hormonen der Niere die jeweils richtigen Aussagen zu

a. Steigert den Blutdruck; b. Seine Bildung wird bei Minderdurchblutung der Niere angeregt; c. Fördert die Bildung der roten Blutzellen; d. Wird bei Sauerstoffmangel vermehrt gebildet; e. Aktiviert das Angiotensin; f. Wird als Dopingmittel verwendet

Renin →

Erythropoetin →

16.4 Füge folgende Bezeichnungen in die Abbildung ein

a. Ureter; b. Nierenrinde; c. Nierenkelch; d. Nierenarterie; e. Markpyramide; f. Rindensäule; g. Nierenvene

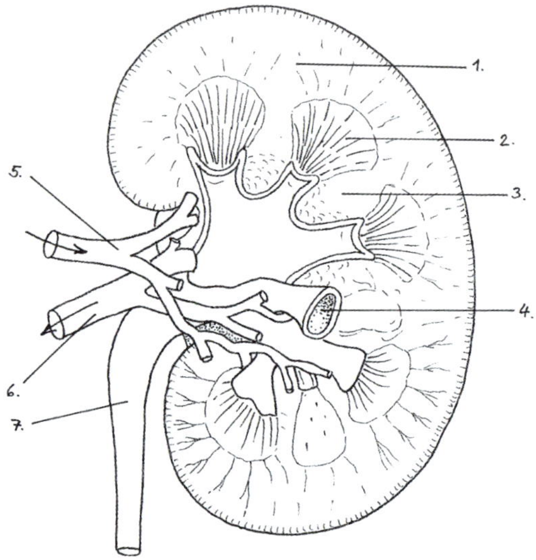

16.5 Kreuze die richtigen Antworten an

1. Welche Antworten zur Harnproduktion sind richtig?
   a. Der Primärharn wird aus dem Blut, welches das Glomerulus durchströmt, zwischen die Blätter der Bowman-Kapsel filtriert.
   b. In 24 Stunden werden etwa 18 Liter Primärharn filtriert.
   c. Ein Nephron besteht aus dem Nierenkörperchen und den Nierentubuli.
   d. Ein Vas afferens transportiert das Blut zum Glomerulus.
   e. Das Vas efferens leitet den Harn aus der Bowman-Kapsel ab.

2. Finde die falschen Antworten
   a. Der Harnaustreibermuskel befindet sich im Bereich des Beckenbodens und kann willentlich angespannt werden.
   b. Die glatte Harnröhrenmuskulatur formt den inneren Blasenschließmuskel. Sie wird durch den Parasympathikus geöffnet und durch den Sympathikus geschlossen.
   c. Die Harnröhre entspringt beim Mann unterhalb der Prostata und bei der Frau direkt aus der Harnblase.
   d. Die Harnblase eines Erwachsenen kann durchschnittlich 500 ml Harn aufnehmen.

3. Markiere die korrekten Antworten
   a. Unter harnpflichtigen Substanzen versteht man Ausscheidungsprodukte, die bei Krankheiten im Körper entstehen und ausgeschieden werden.
   b. Kreatinin entsteht beim Abbau von Fettgewebe.
   c. Harnstoff wird beim Abbau von Aminosäuren, also Eiweißen, gebildet.
   d. Harnsäure fällt im Purinstoffwechsel an.

16.6 Beschrifte die markierten Strukturen des Nephrons

a. Glomerulus; b. Vas afferens; c. Sammelrohr; d. Zwischenläppchenarterie; e. proximaler Tubulus; f. Henle-Schleife

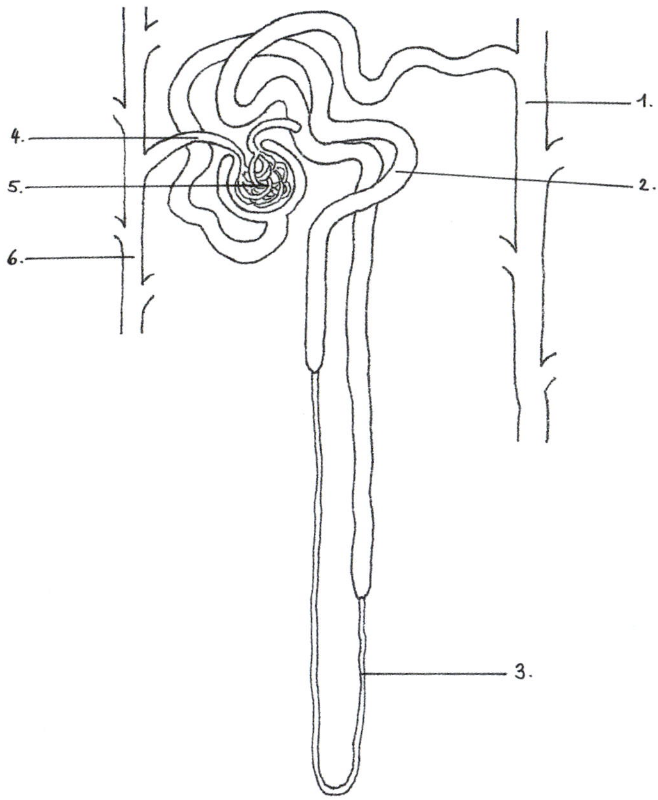

16.7 Ordne folgende Ausscheidungsprodukte der Niere richtig zu

a. Harnstoff; b. Ketonkörper; c. Glukose; d. Harnsäure; e. Kreatinin; f. Leukozyten; g. Erythrozyten

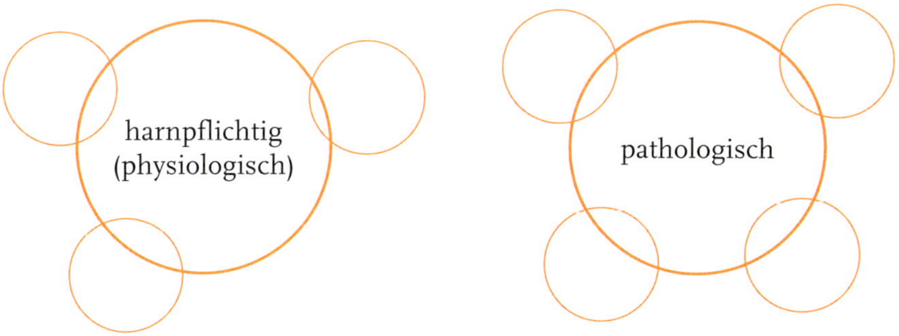

16.8 Wähle die richtigen Begriffe aus und setze sie in den Lückentext ein

DEN HARNLEITER – DIE HARNRÖHRE – GLATTER – LÄNGSGESTREIFTER – LEERER – QUERGESTREIFTER – RAUER – SOMATISCHEN – VEGETATIVEN – VOLLER

Der Harnaustreibermuskel und der innere Harnröhrenschließmuskel bestehen aus .... Muskulatur und werden daher vom .... Nervensystem gesteuert.

Er kontrahiert sich bei .... Harnblase reflexartig und presst den Harn in....................................

Der äußere Harnröhrenschließmuskel besteht aus .... Muskulatur und unterliegt demnach dem .... Nervensystem.

16.9 Um welche Inkontinenzformen handelt es sich?

1. Unwillkürlicher Harnverlust meist kleiner Harnmengen durch Druckerhöhung im Bauchraum:

   ....

2. Harnverlust bei voller Blase:

   ....

3. Unfähigkeit, den Harn schon während der Füllungsphase zurückzuhalten:

   ....

4. Harnverlust bei normaler Anatomie und Physiologie:

   ....

16.10 Nenne die lateinischen Termini

1. Niere: ....

2. Nierenarterie: ....

3. Nierenbecken: ....

4. Harnleiter: ....

5. Harnblase: ....

6. Bogenarterie: ....

7. Harnröhre: ....

16.11 Schnelle Fragen, kurze Antworten

1. In welchem Bereich der Niere liegen die Nierenkörperchen und die gewundenen Anteile des Tubulus-Systems?

   ....

2. Wo befindet sich der M. detrusor vesicae?

   ....

3. Woraus besteht ein Malpighi-Körperchen?

   ....

4. Wodurch entsteht der hydrostatische Druck in der Bowman-Kapsel?

   ....

5. Welchen Wert hat der glomeruläre Filtrationsdruck?

   ....

6. Wie setzt sich der Primärharn zusammen?

   ....

7. Welcher Inhaltsstoff des Harns stammt aus dem Muskelstoffwechsel?

   ....

8. Welche Hormone werden im juxtaglomerulären Apparat gebildet?

   ....

Wissensüberprüfung

Das habe ich gewusst		
Frage 16.1	☐ ja	☐ nein
Frage 16.2	☐ ja	☐ nein
Frage 16.3	☐ ja	☐ nein
Frage 16.4	☐ ja	☐ nein
Frage 16.5	☐ ja	☐ nein
Frage 16.6	☐ ja	☐ nein
Frage 16.7	☐ ja	☐ nein
Frage 16.8	☐ ja	☐ nein
Frage 16.9	☐ ja	☐ nein
Frage 16.10	☐ ja	☐ nein
Frage 16.11	☐ ja	☐ nein

17 Geschlechtsorgane

17.1 Benenne die markierten Strukturen des weiblichen Genitales

a. Eierstock; b. Symphyse; c. Portio uteri; d. Harnblase; e. Mastdarm; f. Scheide; g. Kitzler; h. Eileitertrichter mit Fimbrien

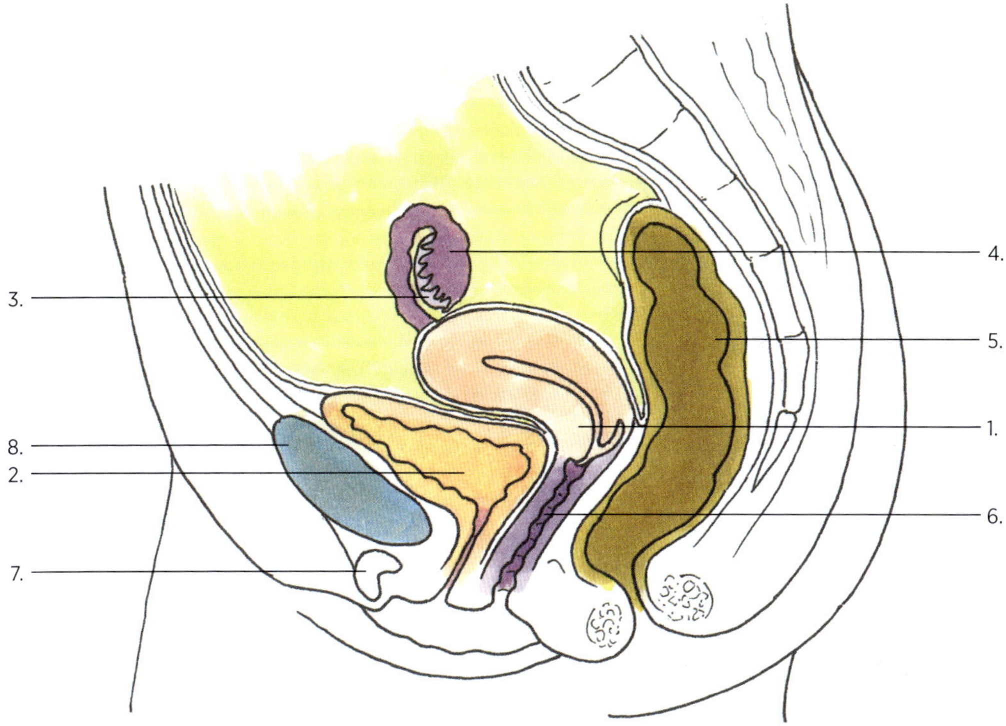

17.2 Wie heißen die lateinischen Fachtermini?

1. Gebärmutter: ....

2. Scheide: ....

3. Eileiter: ....

4. Kitzler: ....

5. große Schamlippen: ....

6. Eierstock: ....

17.3 Kreuze die richtigen Antworten an

1. Finde die richtigen Antworten
   a. Schon bei der Geburt eines Mädchens sind in ihren Eierstöcken alle Eizellen angelegt.
   b. Während des Lebens einer Frau reifen etwa 400 Follikel vollständig heran.
   c. Im Eierstock werden die Eizellen von den Spermien befruchtet.
   d. Während des Eisprungs schmiegen sich die Fimbrien des Eileiters an den Eierstock.

2. Welche Aussagen sind falsch?
   a. Progesteron wird vom Gelbkörper gebildet und löst die Menstruation aus.
   b. Der Hypophysenvorderlappen beeinflusst durch das Hormon FSH das Follikelwachstum und die Produktion von Östrogen.
   c. Während der Embryonalphase nistet sich die befruchtete Eizelle in die Gebärmutterschleimhaut ein und beginnt, sich zu teilen.
   d. Die Zygote besitzt einen diploiden Chromosomensatz, nämlich 23 Chromosomenpaare.

3. Markiere die richtigen Antworten
   a. Der Abstand von der Hinterseite des Schambeins bis zum Promontorium ist die Stelle mit dem kleinsten Beckendurchmesser.
   b. Als Promontorium bezeichnet man den Übergang von Kreuzbein zu Steißbein.
   c. Als Distantia interspinosa bezeichnet man den Abstand zwischen den beiden hinteren oberen Darmbeinstacheln.
   d. Die Linea terminalis markiert den Übergang vom großen ins kleine Becken.
   e. Im weiblichen Beckenboden treten hintereinander die Harnröhre, die Scheide und der Mastdarm hindurch.

17.4 Benenne die markierten Bänder der Gebärmutter

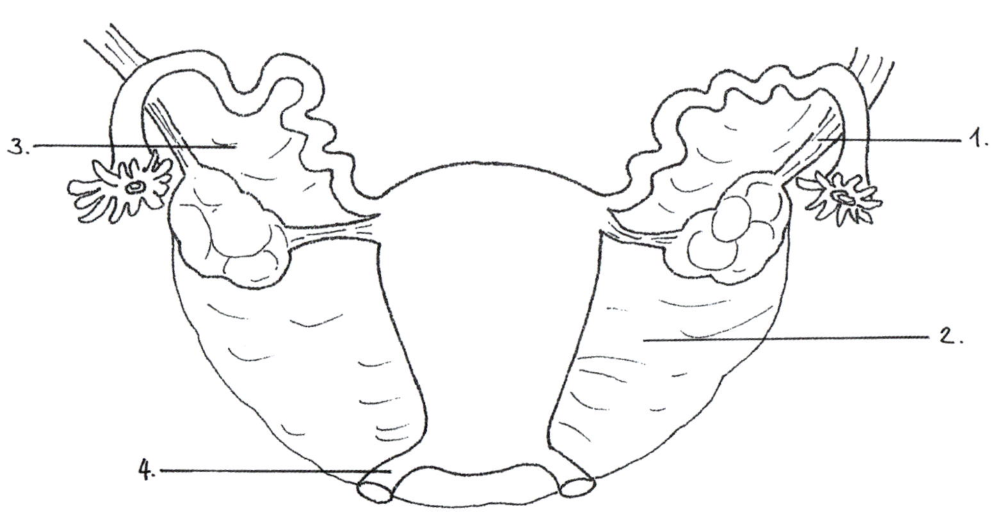

17.5 Löse das Rätsel

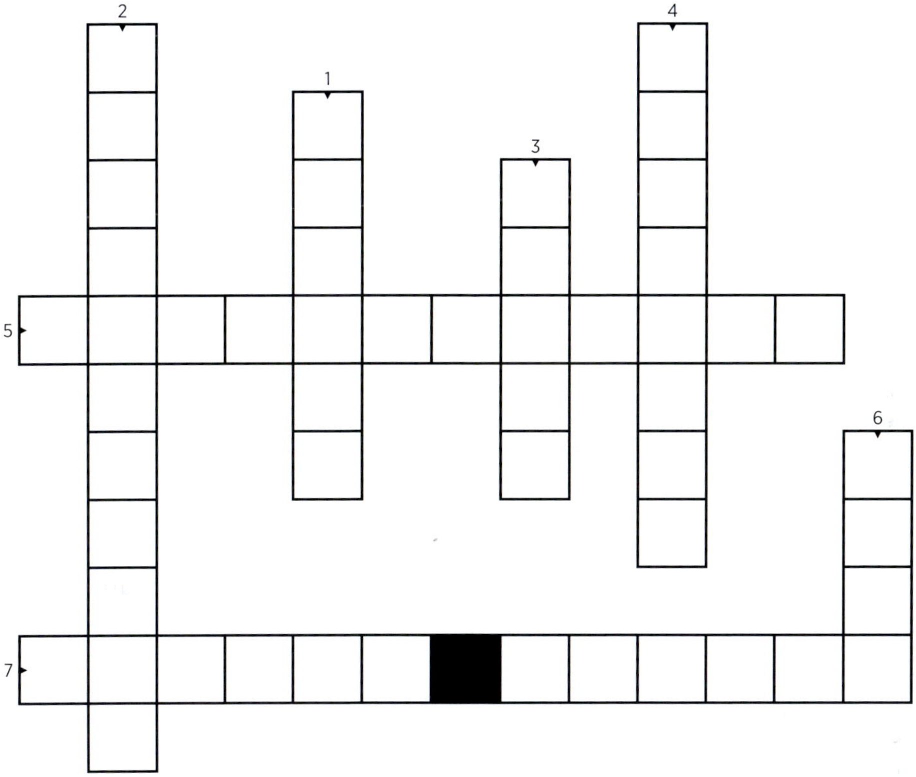

1. Scheidenregion der Gebärmutter
2. Hormon des Gelbkörpers
3. Eigenname, der den sprungreifen Tertiärfollikel bezeichnet
4. Ort der Vereinigung von Eizelle und Spermium
5. andere Bezeichnung für Regelblutung
6. Region zwischen After und Geschlechtsorganen
7. lateinischer Begriff für Gelbkörper

17.6 Wähle die richtigen Begriffe aus und ergänze den Lückentext zu den männlichen Geschlechtsorganen

ASCENSUS – DESCENSUS – HODEN – HODENNETZ – LÄPPCHEN – PROGESTERON – SPERMIEN – TESTOSTERON

Die männlichen Keimdrüsen heißen .... , ihre Wanderung aus der Bauchhöhle in den Hodensack wird als .... bezeichnet. Der Hoden ist in zahlreiche .... unterteilt, in welchen sich die Hodenkanälchen befinden. Sie bilden auch die Verbindung zwischen Hoden und Nebenhoden, das sogenannte ....

Die Leydig-Zwischenzellen des Hodens bilden das männliche Geschlechtshormon

....

17.7 Benenne die markierten Strukturen des männlichen Genitales

a. Harnblase; b. Prostata; c. Mastdarm; d. Eichel; e. Penisschwellkörper; f. Hoden; g. Bläschendrüse; h. Samenleiter; i. Nebenhoden

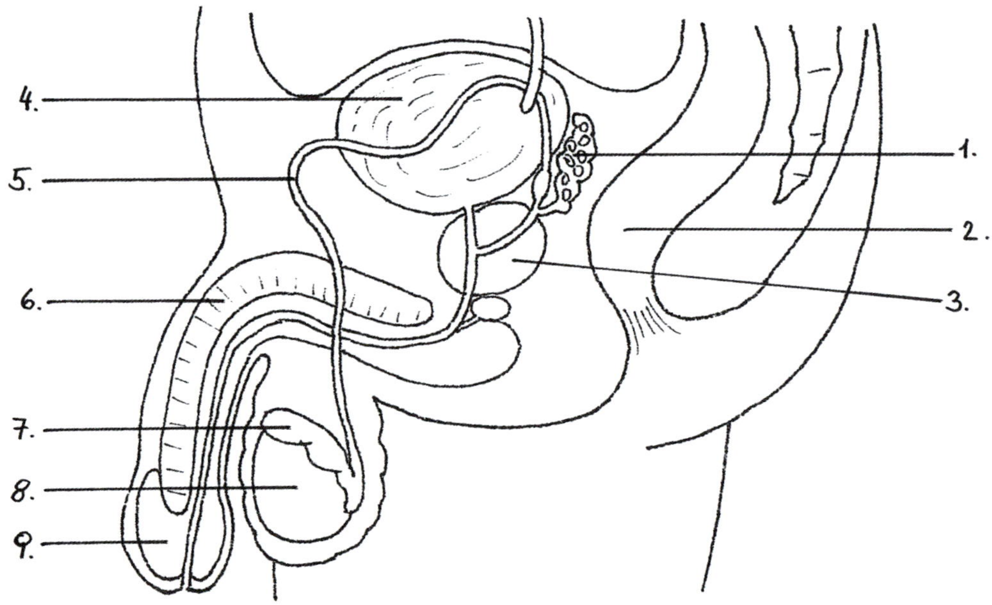

17.8 Löse das Rätsel

Anmerkung: Umlaute werden als solche geschrieben

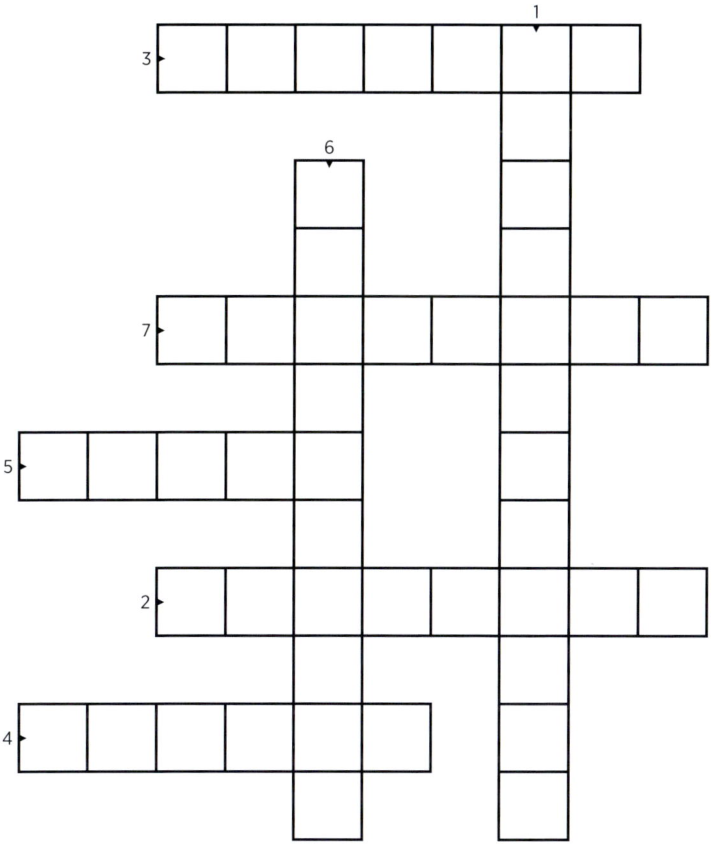

1. röhrenförmige Struktur, durch die der Samenleiter in die Bauchhöhle zieht
2. Drüse zwischen Beckenboden und Harnblase
3. Eigenname, der die Stützzellen im Hoden beschreibt
4. Anteil des Penis, der von der Vorhaut bedeckt ist
5. testosteronbildende Drüse beim Mann
6. kappenförmig dem Hoden aufsitzendes Organ
7. Lebensphase, in der es zur Ausbildung der sekundären Geschlechtsmerkmale kommt

17.9 Ordne die Begriffe den inneren und äußeren männlichen Geschlechtsorganen richtig zu

a. Penis; b. Hodensack; c. Hoden; d. Cowper'sche Drüse; e. Prostata; f. Eichel

1. äußere männliche Geschlechtsorgane	→	
2. innere männliche Geschlechtsorgane	→	

17.10 Wie heißen die lateinischen Fachtermini?

1. Hoden: ....
2. Nebenhoden: ....
3. Vorsteherdrüse: ....
4. Samenleiter: ....
5. Vorhaut: ....
6. Harnröhrenschwellkörper: ....
7. Eichel: ....

17.11 Ordne die Wirkungen der Hormone richtig zu

a. Proliferation der Gebärmutterschleimhaut; b. fördert Brustwachstum; c. regt Spermatogenese an; d. fördert Bartwuchs; e. fördert Milchproduktion; f. führt im Alter zu Prostatavergrößerung; g. erhöht Basaltemperatur; h. bewirkt Sekretionsphase der Gebärmutterschleimhaut; i. wird vom Gelbkörper gebildet

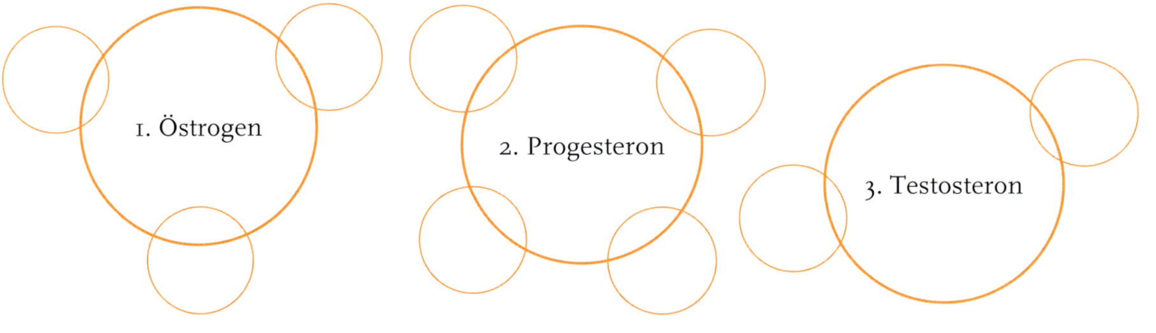

17.12 Welche Aussagen zum Menstruationszyklus sind falsch?

1. Während der Follikelphase reift ein einziger Primärfollikel zum Sekundärfollikel heran.
2. Der Graaf-Follikel platzt und das Ei springt aus dem Ovar.
3. Die Follikelzellen produzieren das Östrogen, es kommt zur Proliferation der Gebärmutterschleimhaut.
4. Aus dem Follikelepithel entwickelt sich der Gelbkörper, er produziert das Progesteron.
5. Das Progesteron leitet die Menstruationsphase an der Gebärmutterschleimhaut ein.
6. Beim Eintritt einer Schwangerschaft bleibt der Gelbkörper noch länger bestehen.

17.13 Wie heißen die folgenden Abweichungen von der Geschlechtszugehörigkeit?

1. Es liegt ein Chromosomensatz 45 Xo vor:

   ....

2. Es liegt ein Chromosomensatz 47 XXX vor:

   ....

3. Es liegen äußere und innere Geschlechtsmerkmale vor, die keinem Geschlecht eindeutig zugeordnet werden können:

   ....

4. Es liegt ein Chromosomensatz 47 XXY vor:

   ....

17.14 Schnelle Fragen, kurze Antworten

1. Wie heißt das Band, das von der Gebärmutter zur Beckenwand zieht (lat. Ausdruck)?

   ....

2. Was versteht man unter „Adnexe“?

   ....

3. Um welchen Zyklustag kommt es zum Eisprung?

   ....

4. Was bewirkt FSH im Ovar?

   ....

5. Benenne jenen Anteil des Endometriums, der während der Menstruationsphase abgestoßen wird

   ....

6. Welches Hormon steuert den Milchfluss der stillenden Mutter?

   ....

7. Welche Funktion hat der Nebenhoden?

   ....

8. Welche Schwellkörper besitzt der Penis?

   ....

9. Welche Drüse stellt den basischen Anteil des Ejakulates?

   ....

10. Welches Epithel besitzt der Nebenhodengang, damit die Samenzellen weitertransportiert werden können?

    ....

Wissensüberprüfung

Das habe ich gewusst		
Frage 17.1	☐ ja	☐ nein
Frage 17.2	☐ ja	☐ nein
Frage 17.3	☐ ja	☐ nein
Frage 17.4	☐ ja	☐ nein
Frage 17.5	☐ ja	☐ nein
Frage 17.6	☐ ja	☐ nein
Frage 17.7	☐ ja	☐ nein
Frage 17.8	☐ ja	☐ nein
Frage 17.9	☐ ja	☐ nein
Frage 17.10	☐ ja	☐ nein
Frage 17.11	☐ ja	☐ nein
Frage 17.12	☐ ja	☐ nein
Frage 17.13	☐ ja	☐ nein
Frage 17.14	☐ ja	☐ nein

18 Nervensystem

18.1 Wähle die richtigen Begriffe und ergänze den Lückentext zum Nervensystem

a. PARASYMPATHIKUS; b. PERIPHERES; c. SOMATISCHES; d. SYMPATHIKUS; e. VEGETATIVES; f. ZENTRALES

Das Nervensystem lässt sich topographisch, also nach der jeweiligen Lage, in ein

.................................., entsprechend Gehirn und Rückenmark,

und ein .... Nervensystem unterteilen.

Funktionell wird ein unserem Willen gehorchendes ....

System und ein .... oder autonomes Nervensystem unterschieden.

Das vegetative Nervensystem lässt sich wiederum in den anregend wirkenden

.... und den entspannenden

.... unterteilen.

18.2 Beschrifte die Abschnitte des Neurons

a. Ranvier-Schnürring; b. Zellkern; c. Dendrit; d. Neurit; e. Schwann-Zelle

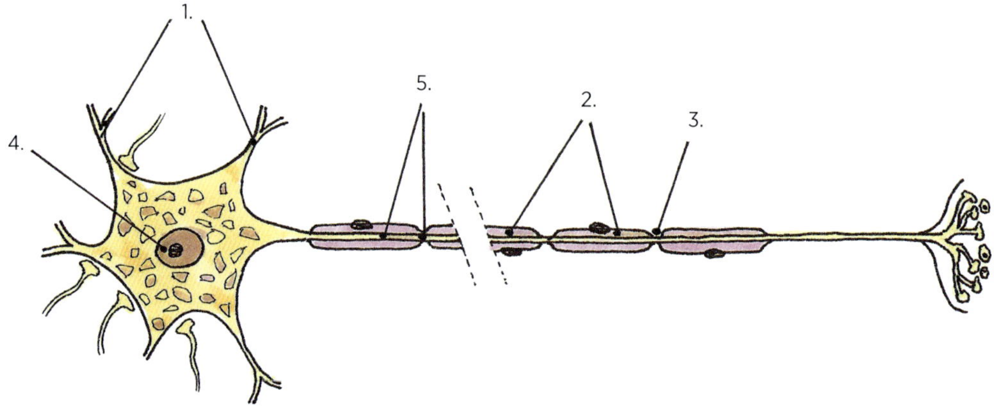

18.3 Ordne die Funktionen des Nervensystems richtig zu

1. visceromotorisch
2. sensorisch
3. somatosensibel
4. viscerosensibel
5. somatomotorisch

a. Anspannen des Oberarmbizeps
b. Wahrnehmen der Säure einer Zitrone
c. Empfinden der Blasenfüllung
d. Ertasten einer rauen Oberfläche
e. Verengung der Bronchien
f. Sehen von Bildern
g. Speichelsekretion

18.4 Benenne die markierten Anteile der Synapse

a. Rezeptor; b. Synapsenbläschen; c. postsynaptische Membran; d. Neurotransmitter; e. präsynaptische Membran; f. Synapsenspalt

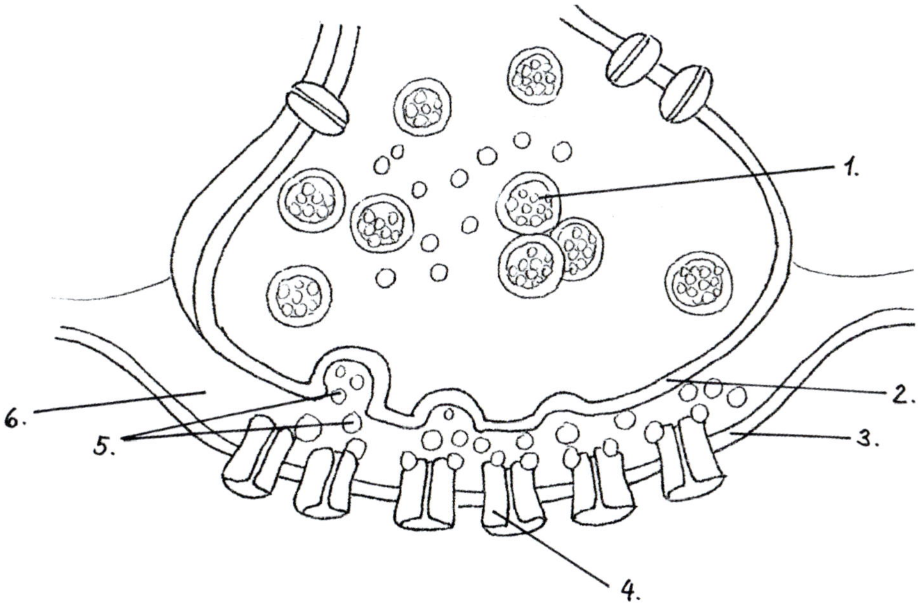

18.5 Kreuze die richtigen Antworten an

1. Welche Aussagen zum Gehirn sind richtig?
   a. Die graue Substanz besteht aus Myelin.
   b. Weiße Substanz findet man unterhalb der Hirnrinde.
   c. Graue Substanz bildet den „Schmetterling“ im Zentrum des Rückenmarks.
   d. Die Bahnen im Gehirn imponieren als graue Substanz.
   e. Graue Substanz beinhaltet die Neuriten oder Axone.

2. Welche Aussagen sind richtig?
   a. Afferente Nervenfasern leiten Empfindungen von der Körperperipherie ins zentrale Nervensystem.
   b. Bezogen auf die Nervenzelle sind Neuriten deren Afferenzen.
   c. Ein Reflexbogen besteht im Wesentlichen aus einem efferenten Anteil, welcher den Reiz ins Rückenmark transportiert, und einem afferenten Schenkel, der die Reflexantwort in die Peripherie schickt.
   d. Efferente Nervenfasern leiten motorische Impulse, afferente sensible Impulse.

3. Finde die richtigen Aussagen
   a. Unter einem Ganglion versteht man eine Ansammlung von Nervenzellkörpern peripherer Nerven.
   b. In den Spinalganglien werden Reize von sensiblen Nervenzellen auf die nächste Nervenzelle weitergeleitet – „Neurone schalten auf die nächsten um“.
   c. Synapsen dienen der Weiterleitung von Impulsen zwischen Nervenzellen.
   d. Synapsen findet man nur im peripheren Nervensystem.

18.6 Ordne die Begriffe richtig zu

a. + 30 mV; b. Einströmen von Na+-Ionen; c. Natrium-Kalium-Pumpe; d. durch Reiz ausgelöst; e. –60 bis –80 mV; f. Überwiegen von Kaliumionen innerhalb der Zelle; g. Depolarisation

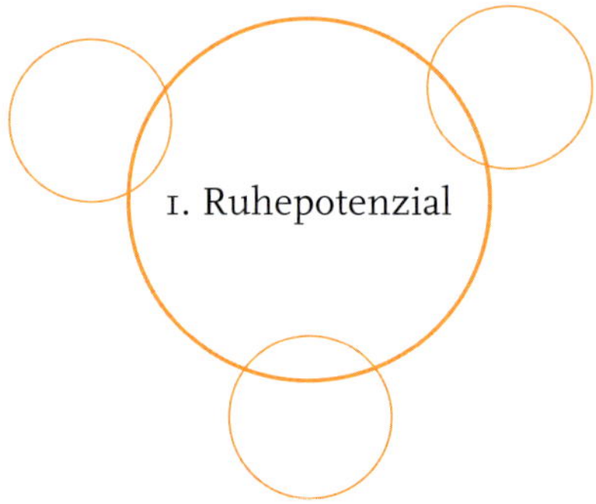

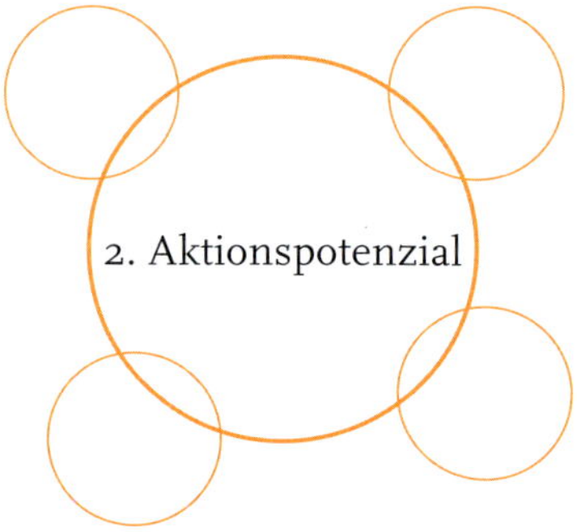

18.7 Schnelle Fragen, kurze Antworten

1. Wie heißen Bahnen, die die beiden Hemisphären des Gehirns verbinden?

   ....

2. Welcher Gehirnabschnitt ist für Emotionen zuständig?

   ....

3. In welchem Gehirnabschnitt sitzen Kreislaufzentrum und Atemzentrum?

   ....

4. Wo liegt der Auerbach-Plexus?

   ....

5. Welche Funktion wird von der Formatio reticularis gemeinsam mit dem Hormon Melatonin gesteuert?

   ....

6. Wo findet man die primär motorischen Rindenfelder?

   ....

7. Welchen grauen Kern bezeichnet man als „Tor zum Bewusstsein"?

   ....

8. Wie heißen die sternförmigen zentralen Gliazellen?

   ....

9. Welche Anteile der Nervenzelle macht die graue Substanz aus?

   ....

10. Warum sind die Muskeln der linken Körperseite gelähmt, wenn die Läsion in der rechten Gehirnhälfte sitzt?

    ....

    ....

11. Warum sind beim gedachten „motorischen Homunculus" die Hände verhältnismäßig groß?

    ....

    ....

Wissensüberprüfung

Das habe ich gewusst		
Frage 18.1	☐ ja	☐ nein
Frage 18.2	☐ ja	☐ nein
Frage 18.3	☐ ja	☐ nein
Frage 18.4	☐ ja	☐ nein
Frage 18.5	☐ ja	☐ nein
Frage 18.6	☐ ja	☐ nein
Frage 18.7	☐ ja	☐ nein

19 Zentrales Nervensystem

19.1 Ergänze den Lückentext zum Gehirn

a. BALKEN; b. HEMISPHÄRE; c. KLEINHIRN; d. LÄNGSFURCHE; e. LATERALFURCHE; f. VERLÄNGERTE MARK; g. ZENTRALFURCHE

Das Großhirn besteht aus einer rechten und einer linken ...., die in der Tiefe durch den .... miteinander verbunden sind. Am Großhirn lassen sich mehrere große Furchen unterscheiden: Die beiden Scheitellappen werden durch die .... voneinander getrennt, von rechts nach links zieht die .... zwischen Stirn- und Scheitellappen. Die .... trennt den Schläfenlappen von Stirn- und Scheitellappen.

Aus dem Großhirn ragen nach unten die Brücke und das ...., dorsal davon befindet sich das ....

19.2 Wie heißen die lateinischen Fachtermini?

1. Schläfenlappen: ....
2. Brücke: ....
3. Balken: ....
4. Hirnanhangsdrüse: ....
5. Kleinhirn: ....
6. Zwischenhirn: ....
7. verlängertes Mark: ....
8. Großhirn: ....

19.3 Beschrifte die markierten Lappen des Gehirns

a. Hinterhauptslappen (2×); b. Stirnlappen (2×); c. Schläfenlappen; d. Scheitellappen

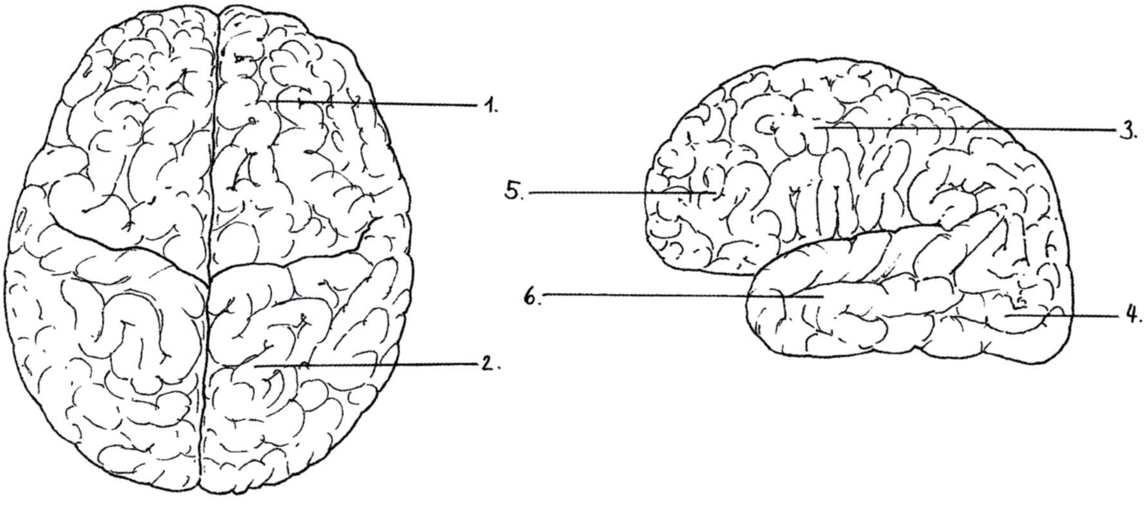

19.4 Ordne die Bahnen des Gehirns richtig zu

1. Kommissurenbahn
2. Projektionsbahn
3. Assoziationsbahn

a. Fornix

b. Sehbahn

c. verbindet die beiden Hemisphären

d. Balken

e. verbindet die Hirnrinde mit tiefer gelegenen Abschnitten des ZNS

f. Pyramidenbahn

g. verbindet Areale innerhalb einer Hemisphäre

19.5 Kreuze die richtige(n) Antwort(en) an

1. Welche Aussagen zu den Rindenfeldern sind richtig?
   a. Die primär motorischen Rindenfelder liegen in der vorderen Zentralwindung.
   b. Die sekundär sensorischen Rindenfelder befinden sich in der hinteren Zentralwindung.
   c. Das sensorische Sprachzentrum trägt den Eigennamen „Wernicke".
   d. Sekundär motorische Rindenfelder sind den primären übergeordnet.
   e. Das Broca-Zentrum versorgt die Sprechmuskulatur.
   f. Von primär sensorischen Rindenfeldern zieht die Pyramidenbahn in die Peripherie.

2. Finde die falsche Aussage
   a. Die Hirnarterien werden aus den beiden inneren Halsschlagadern und den beiden Wirbelsäulenarterien gespeist.
   b. Die beiden inneren Halsschlagadern vereinigen sich zur Basalarterie an der Unterseite des Gehirns.
   c. Der sogenannte Circulus arteriosus Willisii ist ein Gefäßring an der Hirnbasis, der dem Abfluss des Blutes aus dem Gehirn dient.

3. Welche Aussage ist falsch?
   a. Astrozyten bilden ein dreidimensionales Stützgerüst im Gehirn.
   b. Oligodendrozyten hüllen die Axone der peripheren Nerven ein.
   c. Markhaltige Nervenfasern besitzen eine Vielzahl an Schwann'schen Zellen.
   d. Ependymzellen kleiden die inneren Hohlräume des Gehirns aus.

4. Assoziationsbahnen ...
   a. verbinden die beiden Gehirnhälften.
   b. verknüpfen verschiedene Gebiete der Hirnrinde miteinander.
   c. kreuzen im Hirnstamm zur gegenüberliegenden Seite.
   d. transportieren Informationen vom Großhirn ins Rückenmark.
   e. bleiben innerhalb einer Gehirnhälfte.

19.6 Bezeichne die markierten Strukturen des Gehirns

a. Brücke; b. Adhaesio interthalamica; c. Kleinhirn; d. Balken; e. Hypophyse; f. Zwischenhirn; g. verlängertes Mark

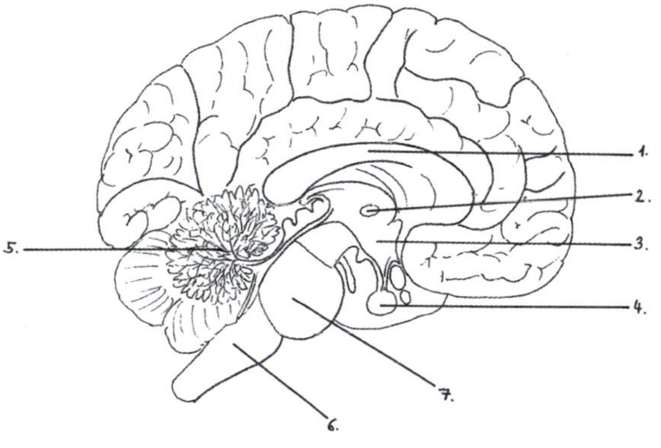

19.7 Löse das Rätsel

Anmerkung: Umlaute werden als solche geschrieben

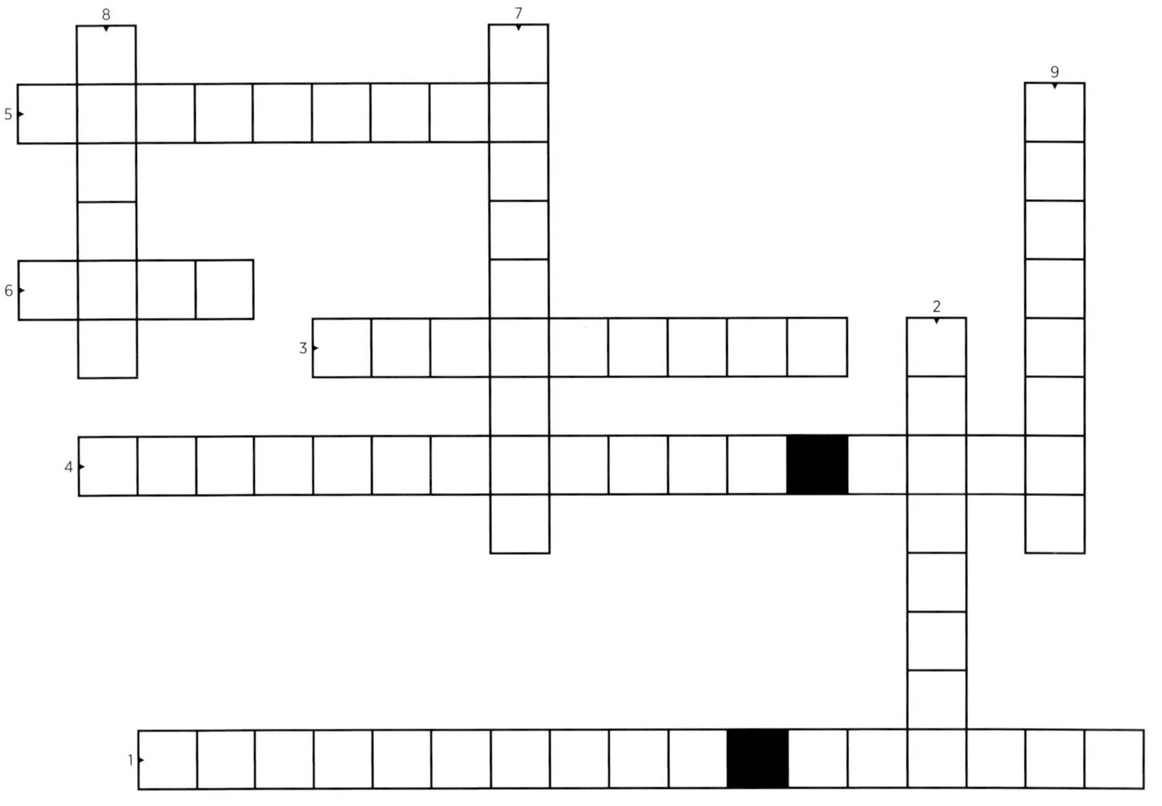

1. Struktur im Gehirn, die den Schlaf-Wach-Rhythmus steuert
2. filtert Sinneseindrücke aus der Peripherie
3. koordiniert Bewegungsabläufe
4. beinhaltet Reflexzentren für Atmung und Kreislauf
5. umgeben schützend das Gehirn
6. lat. Bezeichnung für Brücke
7. Bezeichnung für die Hohlräume des Gehirns
8. anderes Wort für Hirnflüssigkeit
9. flüssigkeitsgefüllter Hohlraum im Mittelhirn

19.8 Bezeichne die Rindenfelder

a. primär motorisches Rindenfeld; b. Wernicke-Sprachzentrum; c. Broca-Sprachzentrum; d. primäres Sehzentrum

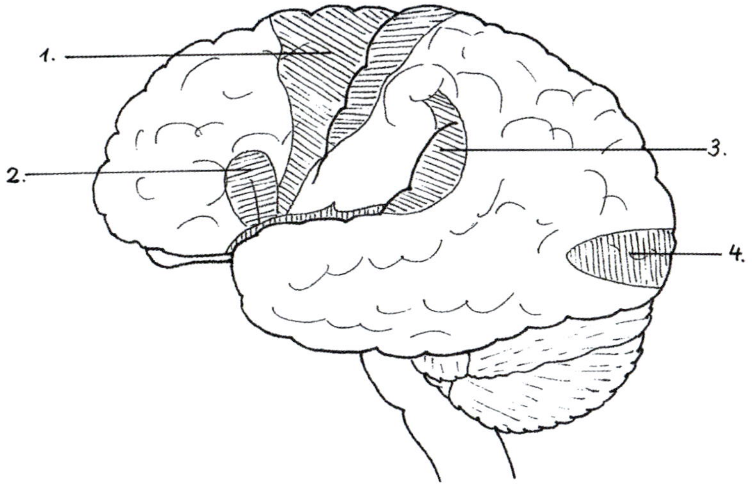

19.9 Benenne die Strukturen an der Basis des Gehirns

a. Hypophyse; b. Sehnervkreuzung; c. Kleinhirn; d. Nervus hypoglossus; e. Nervus ophthalmicus; f. Brücke; g. Nervus trigeminus; h. verlängertes Mark

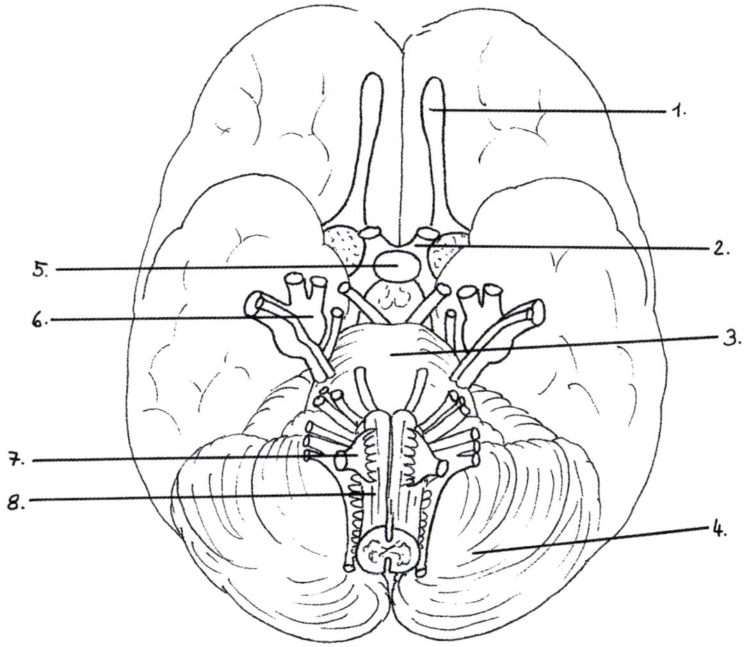

19.10 Setze ein

Wie viele Spinalnervenpaare entfallen auf die genannten Abschnitte? Setze die richtige Anzahl ein.

1. Zervikalnerven (Hals) ☐	2. Thorakalnerven (Brust) ☐
3. Lumbalnerven (Lenden) ☐	4. Sakralnerven (Kreuzbein) ☐
5. Coccygealnerven (Steißbein) ☐	

19.11 Nenne die lateinischen Fachausdrücke für die Strukturen der Hirnhäute

1. harte Hirnhaut: ....
2. weiche Hirnhaut: ....
3. Spinngewebshaut: ....
4. Großhirnsichel: ....
5. Kleinhirnsichel: ....
6. Kleinhirnzelt: ....

19.12 Benenne die markierten Strukturen des Rückenmarks

a. Hinterhorn; b. Vorderwurzel; c. Seitenstrang; d. Spinalganglion; e. Zentralkanal; f. Spinalnerv; g. Hinterstrang; h. Hinterwurzel; i. Vorderhorn

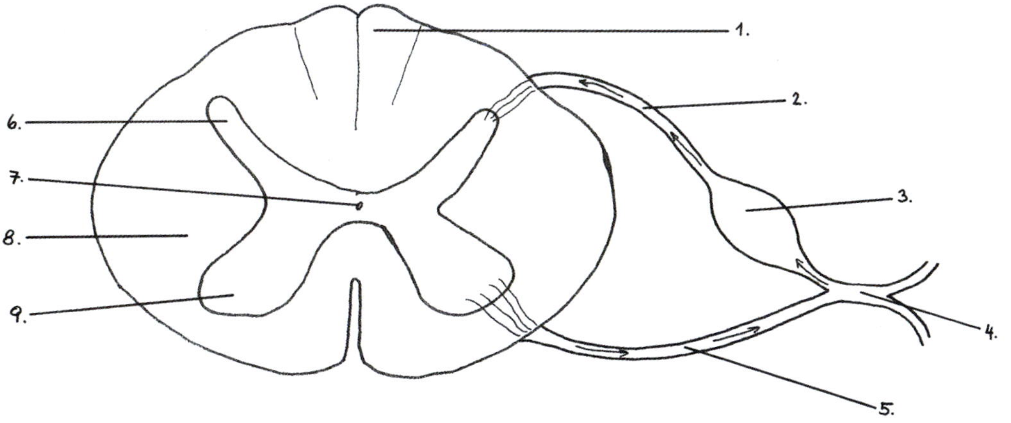

19.13 Kreuze die richtigen Antworten an

1. Finde die richtigen Aussagen zum Rückenmark
   a. Die Schichten der Rückenmarkshäute entsprechen jenen der Hirnhäute.
   b. Das Rückenmark beginnt am großen Hinterhauptsloch und endet im Steißbein.
   c. Als Cauda equina bezeichnet man Nervenfasern am unteren Ende des Rückenmarks.
   d. Die Stränge des Rückenmarks bestehen aus marklosen Nervenfasern.

2. Welche der folgenden Behauptungen sind falsch?
   a. In den Vorderhörnern des Rückenmarks befinden sich motorische Nervenzellkörper.
   b. In den Spinalganglien schalten die sensiblen Rückenmarksnerven auf das 2. Neuron um.
   c. Die Nervenzellkörper des vegetativen Nervensystems liegen im Bereich der Seitenhörner.
   d. Die Nervenzellen (Neurone) der Pyramidenbahn schalten im Bereich des Hinterhorns auf das 2. Neuron um.

3. Welche Antworten zur Formatio reticularis sind richtig?
   a. Sie ist ein Teil der Pyramidenbahn.
   b. Sie setzt sich aus netzartig verbundenen Strukturen unterschiedlicher Hirnareale zusammen.
   c. Sie wird auch als „Tor des Bewusstseins“ bezeichnet.
   d. Sie beeinflusst das Schlafverhalten.

19.14 Benenne die inneren Liquorräume

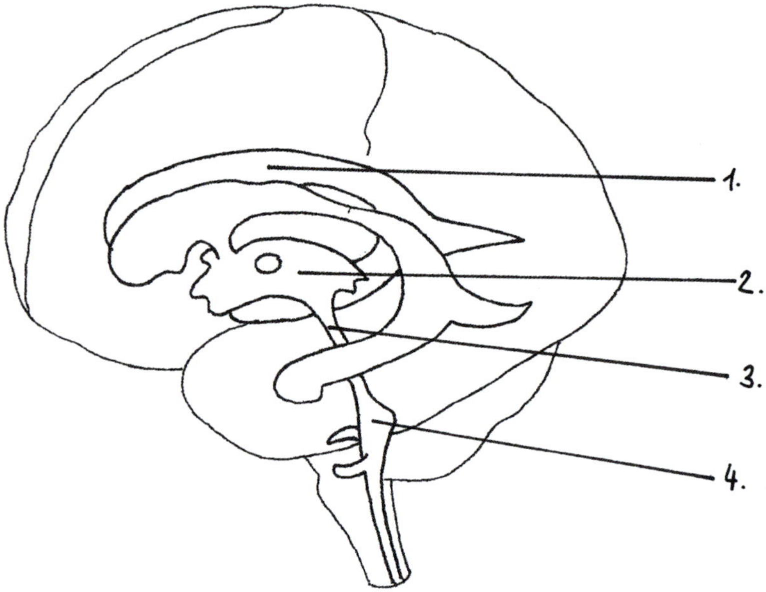

19.15 Bezeichne die Strukturen der Hirnhäute

a. Arachnoideaausstülpung; b. venöser Blutleiter; c. Pia mater; d. Schädelknochen; e. Arachnoidea; f. Dura mater

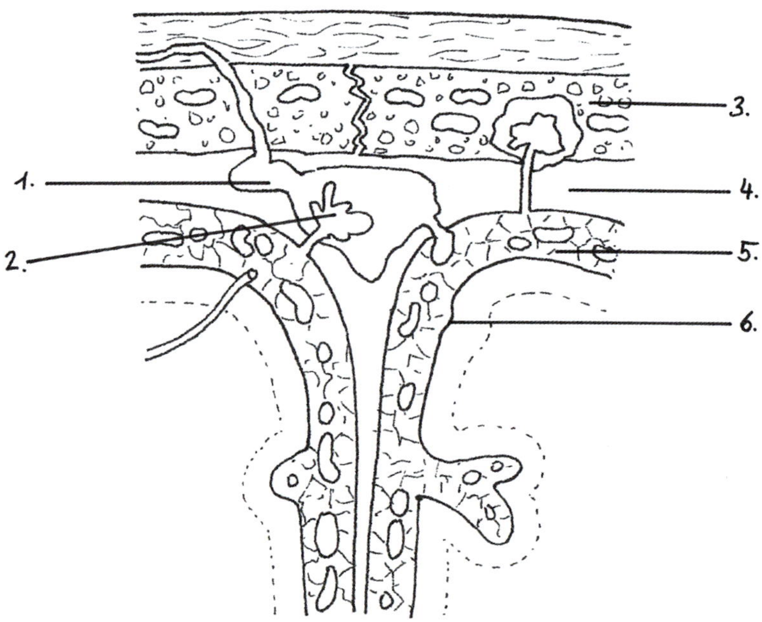

19.16 Ordne die Symptome den Krankheitsbildern zu

1. Hydrocephalus	a. Ausweitung einer Arterienwand
2. Subarachnoidalblutung	b. Schlaganfallsymptome kürzer als 24 Stunden
3. Aneurysma	c. zu viel Hirnflüssigkeit
4. TIA	d. plötzlicher, heftiger Kopfschmerz

19.17 Um welche Lähmungen handelt es sich?

1. Gesichtslähmung durch Schädigung des Gesichtsnervs:

   ....

2. Unvollständige Lähmung: ....

3. Vollständige Lähmung einer Körperhälfte: ....

19.18 Schnelle Fragen, kurze Antworten

1. Woraus besteht das zentrale Nervensystem?

   ....

2. Wie heißt das Verbindungsstück zwischen 3. und 4. Ventrikel?

   ....

3. Wie viele Zervikalnerven verlassen das Rückenmark?

   ....

4. In welchen Abschnitten des Rückenmarks liegen die Neurone des Sympathikus?

   ....

Wissensüberprüfung

Das habe ich gewusst		
Frage 19.1	☐ ja	☐ nein
Frage 19.2	☐ ja	☐ nein
Frage 19.3	☐ ja	☐ nein
Frage 19.4	☐ ja	☐ nein
Frage 19.5	☐ ja	☐ nein
Frage 19.6	☐ ja	☐ nein
Frage 19.7	☐ ja	☐ nein
Frage 19.8	☐ ja	☐ nein
Frage 19.9	☐ ja	☐ nein
Frage 19.10	☐ ja	☐ nein
Frage 19.11	☐ ja	☐ nein
Frage 19.12	☐ ja	☐ nein
Frage 19.13	☐ ja	☐ nein
Frage 19.14	☐ ja	☐ nein
Frage 19.15	☐ ja	☐ nein
Frage 19.16	☐ ja	☐ nein
Frage 19.17	☐ ja	☐ nein
Frage 19.18	☐ ja	☐ nein

20 & 21 Peripheres und vegetatives Nervensystem

20 & 21.1 Ordne den Hirnnerven ihre Funktionen zu

1. N. opticus	a. größter parasympathischer Nerv
2. N. oculomotorius	b. Riechnerv
3. N. facialis	c. Bewegung des Augapfels
4. N. vagus	d. Sehnerv
5. N. ophthalmicus	e. Gesichtsnerv

20 & 21.2 Welche Nerven entspringen aus den genannten Nervengeflechten?

a. N. FEMORALIS; b. N. ISCHIADICUS; c. N. MEDIANUS; d. N. PHRENICUS; e. N. RADIALIS; f. N.ULNARIS

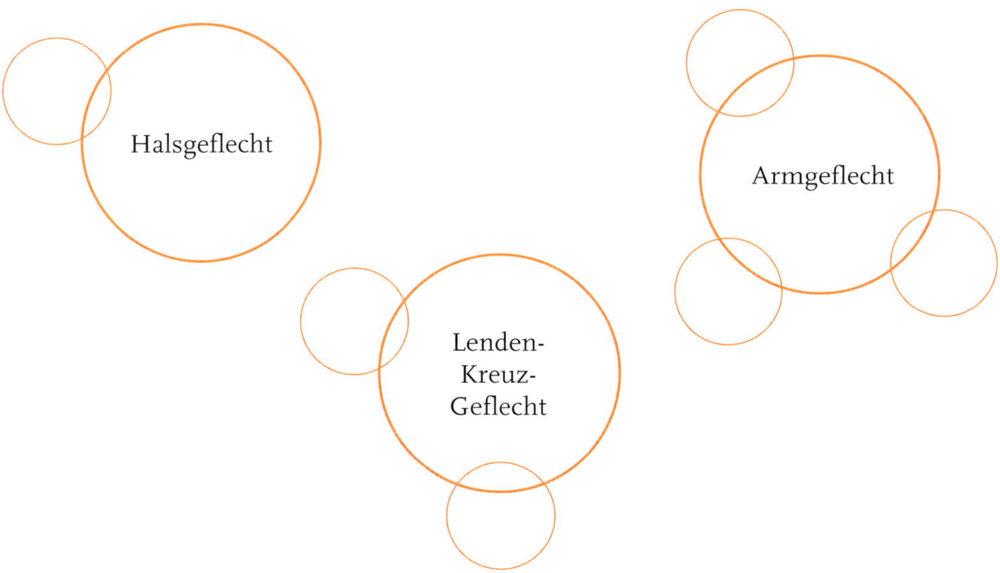

20 & 21.3 Welchen Behauptungen stimmst du zu?

a. Der N. phrenicus innerviert das Zwerchfell.

b. Die Schwann'schen Zellen hüllen die Axone des peripheren Nervensystems ein.

c. Aus dem Brustmark entspringen 10 Spinalnervenpaare.

d. Der 1., der 2. und der 11. Hirnnerv sind rein sensorische Nerven, da sie die großen Sinnesorgane versorgen.

e. Die Geschmacksempfindungen werden vom Gesichtsnerv, vom Zungen-Rachen-Nerv und vom Vagusnerv zum Gehirn geleitet.

20 & 21.4 Ergänze den Lückentext

Wähle aus den Begriffen die korrekten Lösungen aus und ergänze den Lückentext zu Sympathikus und Parasympathikus.

a. BRUSTMARK; b. FÜNFTEN; c. GRENZSTRANG; d. HALSMARK; e. HINTERWURZEL; f. LENDENMARK; g. SAKRALMARK; h. SEITENSTRANG; i. VORDERWURZEL; j. ZEHNTEN

Der Sympathikus entspringt aus dem .... und dem ...., seine motorischen Anteile verlassen das Rückenmark über seine .... Diese Nervenfasern verlassen den Spinalnerv und ziehen in den sogenannten ....

Dort schalten sie teilweise auf das 2. Neuron um.

Der überwiegende Anteil des Parasympathikus verlässt über den .... Hirnnerv das zentrale Nervensystem. Bis zur linken Colonflexur versorgt dieser Nerv die Eingeweide, der Parasympathikus für die Beckenorgane entspringt aus dem Seitenhorn des ....

20 & 21.5 Welche Wirkung hat der Sympathikus auf folgende Organe?

1. Herz: ....
2. Pupille: ....
3. Speicheldrüsen: ....
4. männliche Geschlechtsorgane: ....

20 & 21.6 Welche Wirkung hat der Parasympathikus auf folgende Organe?

1. Bronchien: ....
2. Blutdruck: ....
3. Muskeln: ....
4. Darmmuskulatur: ....

20 & 21.7 Schnelle Fragen, kurze Antworten

1. Aus welchen Körperabschnitten stammen viszerosensible Empfindungen?

   ....

2. Welcher ist der größte parasympathische Hirnnerv?

   ....

3. Welche große Projektionsbahn leitet die bewussten motorischen Impulse?

   ....

4. Welche Nervenfasern verlassen den Spinalnerv kurz nach seinem Austritt und ziehen in den Grenzstrang?

   ....

Wissensüberprüfung

Das habe ich gewusst		
Frage 20 & 21.1	☐ ja	☐ nein
Frage 20 & 21.2	☐ ja	☐ nein
Frage 20 & 21.3	☐ ja	☐ nein
Frage 20 & 21.4	☐ ja	☐ nein
Frage 20 & 21.5	☐ ja	☐ nein
Frage 20 & 21.6	☐ ja	☐ nein
Frage 20 & 21.7	☐ ja	☐ nein

22 Schlaf-Wach-Rhythmus

22.1 Ergänze den Lückentext zum Schlaf-Wach-Rhythmus

Der Mensch unterliegt einem Schlaf-Wach-Rhythmus, der durch das Tageslicht gesteuert wird. Neben dem .... steuert auch die Zirbeldrüse diesen Rhythmus. Sie schüttet bei Dunkelheit das Hormon .... aus, welches den Schlaf fördert. Tageslicht .... die Produktion dieses Hormons. Schlafphasen ohne schnelle Augenbewegungen werden von solchen mit schnellen Augenbewegungen, den sogenannten............... -Phasen, unterbrochen. Die Augenbewegungen können durch eine Untersuchungsmethode, die ...., die Hirnaktivitäten durch eine .... gemessen werden. Die Schlaflänge nimmt vom Säuglingsalter mit etwa .... Stunden auf .... Stunden bei Erwachsenen ab.

22.2 Benenne folgende Schlafstörungen

1. Schlaflosigkeit: ....
2. Zähneknirschen im Schlaf: ....
3. Bettnässen: ....
4. Aufschrecken im Schlaf: ....
5. Schlafwandeln: ....

Wissensüberprüfung

Das habe ich gewusst		
Frage 22.1	☐ ja	☐ nein
Frage 22.2	☐ ja	☐ nein

23 Sinnesorgane

23.1 Löse das Rätsel

Anmerkung: Umlaute werden als solche geschrieben

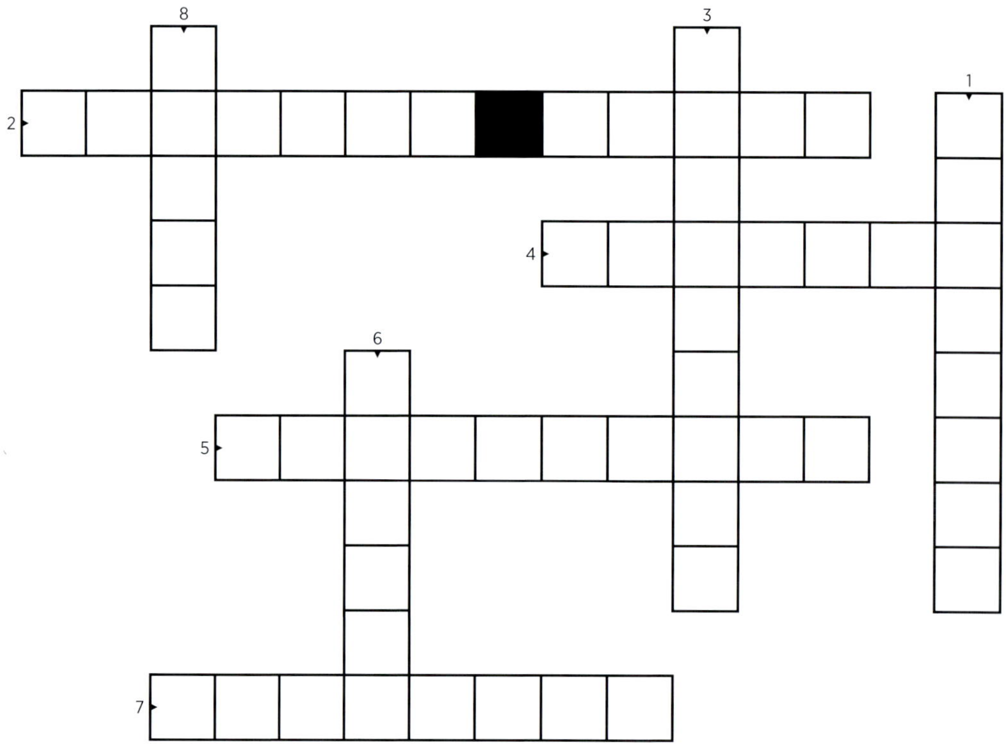

1. mittlere Augenhaut
2. Austrittsstelle des Sehnervs an der Netzhaut
3. deutsche Bezeichnung für Rhodopsin
4. runde Öffnung im Zentrum der Regenbogenhaut
5. durchsichtiges, kugeliges Gebilde zwischen Linse und Netzhaut
6. Sehzellen für das Tagsehen
7. durchscheinender Anteil der äußeren Augenhaut
8. Bestandteil des Auges, der die Brechkraft verändert

23.2 Benenne die markierten Strukturen des Auges

a. Linse; b. Glaskörper; c. hintere Augenkammer; d. blinder Fleck; e. Zonulafasern; f. Iris; g. gelber Fleck; h. Netzhaut; i. Hornhaut

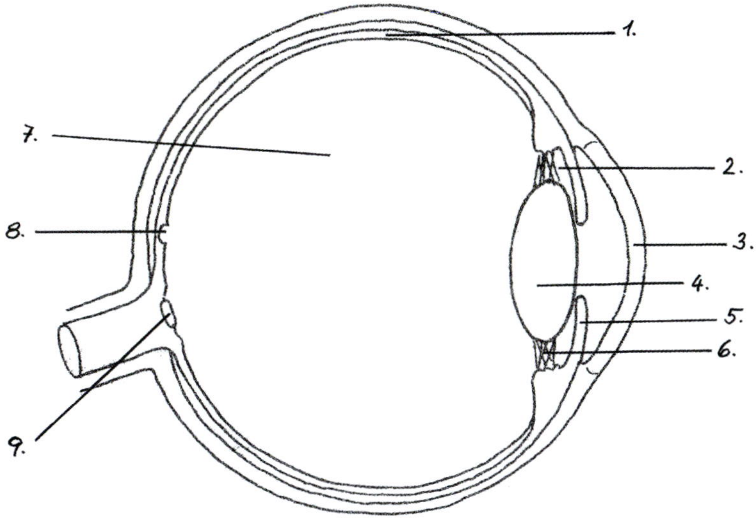

23.3 Übersetze ins Deutsche

1. Chorioidea – ....
2. Iris – ....
3. Macula lutea – ....
4. Nervus opticus – ....
5. Musculus dilatator pupillae – ....
6. Corpus vitreum – ....
7. Lens – ....

23.4 Nenne die klaren Strukturen, die ein Lichtstrahl auf seinem Weg zur Netzhaut durchdringt, in der richtigen Reihenfolge

a. Glaskörper; b. Linse; c. Hornhaut; d. vordere Augenkammer; e. Pupille

☐ → ☐ → ☐ → ☐ → ☐

23.5 Benenne die markierten Strukturen des Ohres

a. Amboss; b. Schnecke; c. Trommelfell; d. Bogengänge; e. Ohrtrompete; f. Hammer; g. rundes Fenster

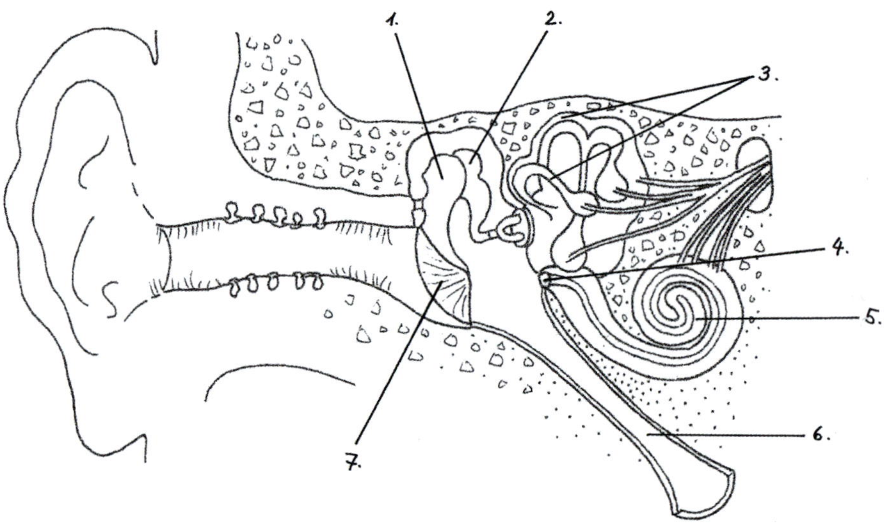

23.6 Wie heißen die lateinischen Fachtermini?

1. Steigbügel – ……………………………………………
2. Ohrtrompete – ……………………………………………
3. Trommelfell – ……………………………………………
4. Hammer – ……………………………………………
5. Vorhoftreppe – ……………………………………………
6. Hör- und Gleichgewichtsnerv – ……………………………………………

23.7 Ordne die Begriffe des Ohres ihrer Funktion zu

1. Mittelohr	a. produzieren Ohrenschmalz
2. Gleichgewichtsorgan	b. eigentliches Hörorgan
3. Cerumendrüsen	c. beherbergt Steigbügelplatte
4. ovales Fenster	d. Paukenhöhle
5. Corti-Organ	e. Bogengänge

23.8 Kreuze die richtige(n) Antwort(en) an

1. Welche Aussagen zum Gleichgewichtsorgan sind falsch?
   a. Das Gleichgewichtsorgan liegt im Mittelohr.
   b. Schnecke, Utriculus und Sacculus bilden das Gleichgewichtsorgan.
   c. Die Bogengänge ermöglichen die räumliche Wahrnehmung.
   d. Das Sinnesorgan des Utriculus ist die Makula.
   e. Die Makula des Utriculus steht horizontal und nimmt lineare Beschleunigungen wahr.
   f. Die Cupula des Sacculus nimmt Drehbewegungen wahr.

2. Wähle die richtigen Aussagen
   a. Die Bindehaut bedeckt den Augapfel vom äußeren Rand der Hornhaut bis zur Innenseite der Augenlider.
   b. Das projizierte Bild auf der Netzhaut ist verkleinert und seitenverkehrt.
   c. Die Tränendrüse befindet sich an der oberen und äußeren Seite des Auges.
   d. Die Tränenflüssigkeit wird über die Tränenkanälchen in den Tränensack abgeleitet.

3. Welche Aussage ist richtig?
   a. Die Riechschleimhaut befindet sich an den Seitenwänden der Nasenhöhle und an der gesamten Nasenscheidewand.
   b. Der Mensch nimmt über Chemorezeptoren fünf unterschiedliche Gerüche wahr.
   c. Die Riechzellen entsenden ihre Nervenfasern durch die Siebbeinplatte zum Gehirn.
   d. Der Riechnerv wird als N. olfactorius bezeichnet und entspricht dem 2. Hirnnerv.

23.9 Ergänze den Lückentext zum Geruchssinn

Die Riechschleimhaut befindet sich im oberen Bereich der . . . . höhle, sie hebt sich durch ihre . . . . Farbe von der übrigen Nasenschleimhaut ab. Zwischen den Basalzellen und den . . . . der Riechschleimhaut befinden sich die Riechzellen. Diese funktionieren als . . . . -rezeptoren, feine . . . . befördern die Duftstoffe zu den Sinneszellen. Die Nervenfasern der Riechzellen gelangen durch die Öffnungen des . . . . zum Riechkolben im Gehirn. Die Riechbahn zieht letztlich zum . . . . an der Großhirnrinde.

23.10 Benenne die folgenden Erkrankungen der Sinnesorgane

1. Presbyopie – . . . .
2. Myopie – . . . .
3. Anosmie – . . . .
4. Presbyakusis – . . . .

23.11 Welche Linsen korrigieren die untenstehenden Fehlsichtigkeiten?

1. Kurzsichtigkeit: . . . .
2. Weitsichtigkeit: . . . .
3. Astigmatismus: . . . .

23.12 Schnelle Fragen, kurze Antworten

1. Benenne die drei Schichten des Augapfels von außen nach innen

   ....

   ....

2. Wie heißt der Muskel, der die Pupille verengt?

   ....

3. Welche Funktion erfüllt die Cupula?

   ....

4. Welche Form nimmt die Linse bei der Fernakkomodation an?

   ....

5. Wozu dient der Schlemm'sche Kanal?

   ....

   ....

6. Welche Räume verbindet die Ohrtrompete?

   ....

7. Wo befindet sich das Trommelfell?

   ....

8. Welche Funktion haben die Zerumendrüsen?

   ....

Wissensüberprüfung

Das habe ich gewusst		
Frage 23.1	☐ ja	☐ nein
Frage 23.2	☐ ja	☐ nein
Frage 23.3	☐ ja	☐ nein
Frage 23.4	☐ ja	☐ nein
Frage 23.5	☐ ja	☐ nein
Frage 23.6	☐ ja	☐ nein
Frage 23.7	☐ ja	☐ nein
Frage 23.8	☐ ja	☐ nein
Frage 23.9	☐ ja	☐ nein
Frage 23.10	☐ ja	☐ nein
Frage 23.11	☐ ja	☐ nein
Frage 23.12	☐ ja	☐ nein

24 Haut

24.1 Benenne die markierten Strukturen der Haut

a. Oberhaut; b. Lederhaut; c. Hornhaut; d. Geflechtschicht; e. Basalzellschicht; f. Unterhaut

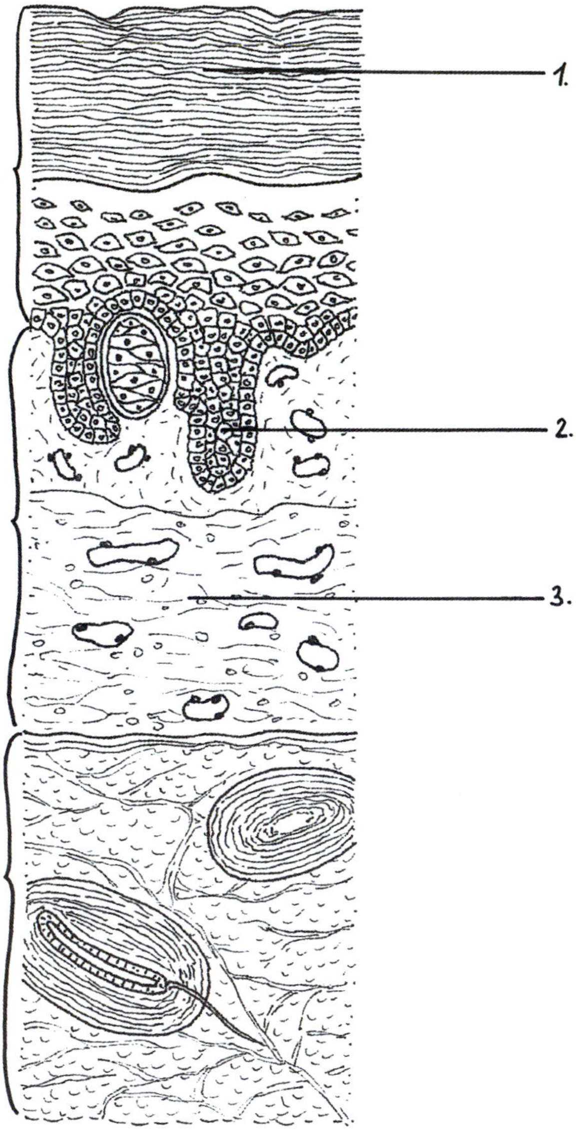

24.2 Ordne die Abschnitte des Haares richtig zu

1. Haarschaft
2. Haarfollikel
3. Haarpapille
4. Haarwurzel
5. Haarbulbus

a. versorgt die Haarwurzel
b. zwiebelförmiger Anteil der Haarwurzel
c. verhornter Anteil des Haares
d. umhüllt die Haarwurzel
e. befindet sich in der Lederhaut

24.3 Benenne die markierten Strukturen des Nagels

a. Nagelhaut; b. Nageltasche; c. Nagelbett; d. Nagelplatte; e. Nagelwall; f. Nagelfalz

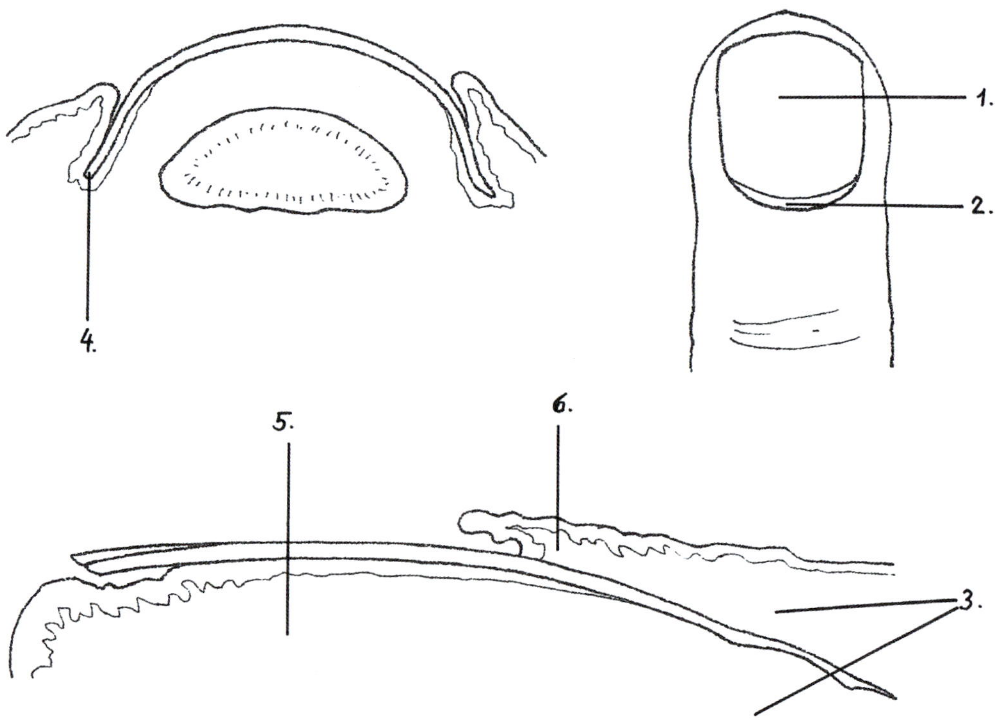

24.4 Löse das Rätsel

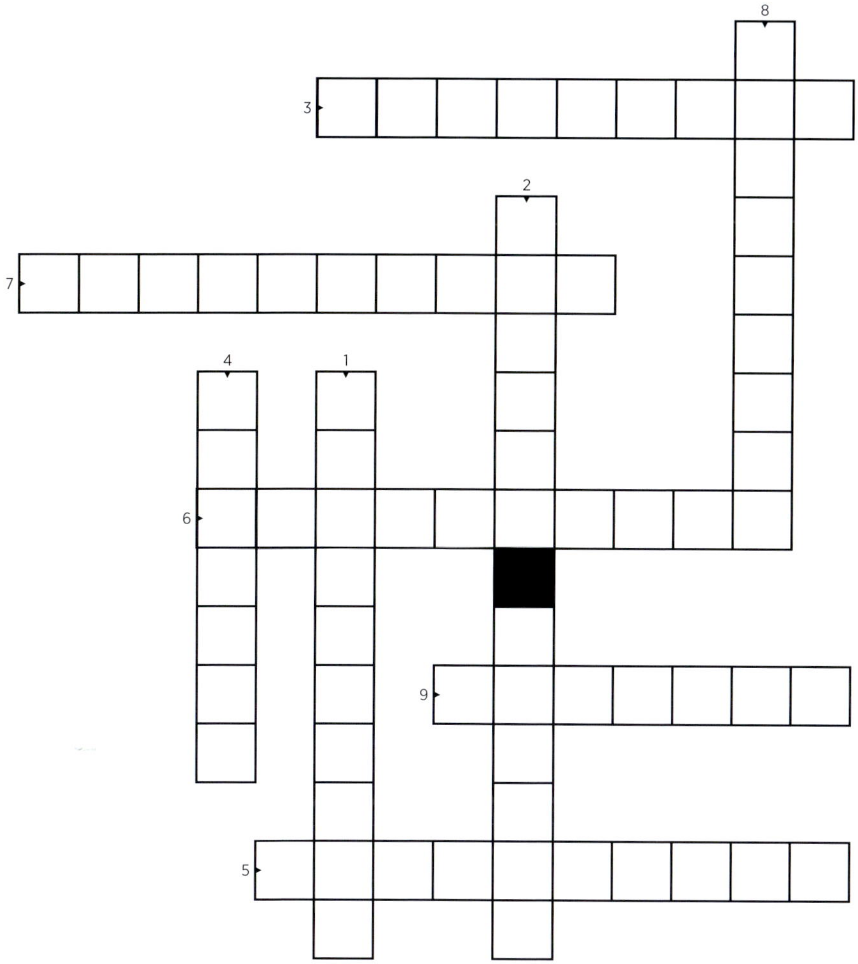

1. Wie lautet der Fachausdruck für eine Wärmeleitung zwischen der Haut und einem festen oder flüssigen Gegenstand?
2. Wie heißen die Sinnesrezeptoren, die an den Handflächen dem Tastempfinden dienen?
3. Auf welche Reize sind die Vater-Paccini-Lamellenkörperchen spezialisiert?
4. Welche Sinneswahrnehmung wird über Nozirezeptoren transportiert?
5. Welche Form der Wärmeabgabe wird durch vorbeiströmende Luft deutlich gesteigert?
6. In welcher Region der oberen Extremität sind die kleinen Schweißdrüsen besonders zahlreich vorhanden?
7. Welche Drüsen geben ihr Sekret in die Haarfollikel ab?
8. Wie bezeichnet man die Haare eines reifen Neugeborenen?
9. Welches Pigment ist für die Haarfarbe verantwortlich?

24.5 Wie heißen folgende Erkrankungen der Haut? Wähle aus den Begriffen unten die richtigen aus

Ikterus; Petechie; Anhidrose; Furunkel; Zyanose; Alopecia areata; Hirsutismus; Hyperhidrose; Erythem; Hypertrichose

1. übermäßiges Schwitzen: ....

2. kreisrunder Haarausfall: ....

3. punktförmige Blutung: ....

4. bläuliche Verfärbung der Haut: ....

5. übermäßige Behaarung: ....

6. Gelbfärbung der Haut: ....

Wissensüberprüfung

Das habe ich gewusst		
Frage 24.1	☐ ja	☐ nein
Frage 24.2	☐ ja	☐ nein
Frage 24.3	☐ ja	☐ nein
Frage 24.4	☐ ja	☐ nein
Frage 24.5	☐ ja	☐ nein

25 Ernährung

25.1 Löse das Rätsel

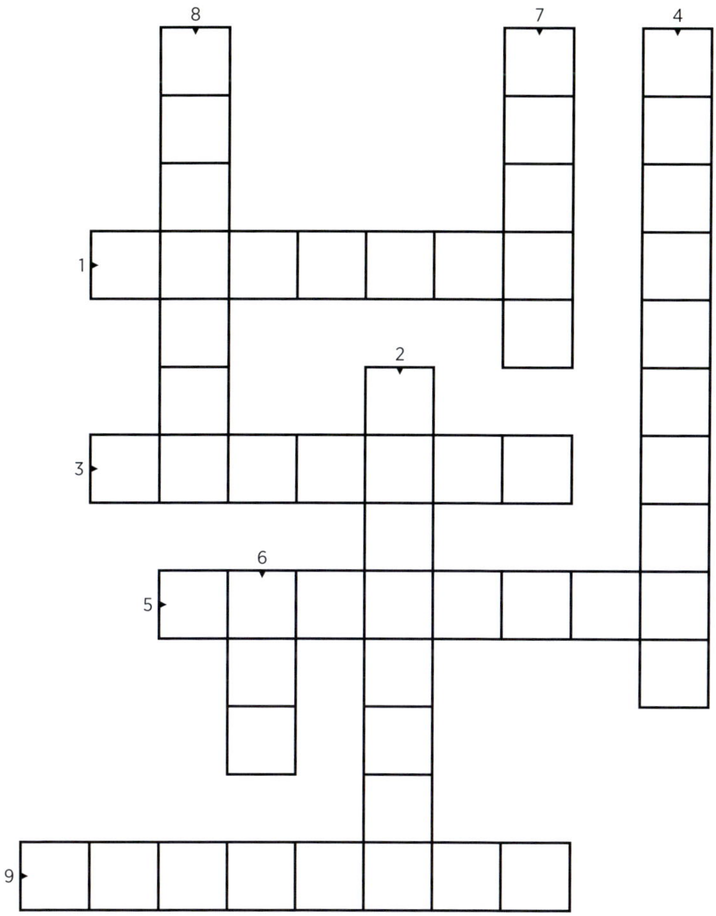

1. Fachbegriff für Milchzucker
2. Speicherform der Glukose
3. Hormon, das die Glukoseaufnahme in die Zellen ermöglicht
4. Fachbegriff für Haushaltszucker/Kristallzucker
5. Bildungsorgan des Bauchspeichels (lat.)
6. energiereiches Molekül, das unter Beteiligung des Citratzyklus gewonnen wird (Abkürzung)
7. Drüse, die als Glykogenspeicher dient
8. Amylase der Mundspeicheldrüsen
9. Darmabschnitt, in den der Ausführungsgang der Bauchspeicheldrüse mündet (lat.)

25.2 Beantworte die Fragen zu den Eiweißen

1. Wie heißen die Bausteine der Eiweiße?

....

2. Wie viele Aminosäuren sind essenziell?

....

3. Wodurch werden die Eiweiße im Magen denaturiert?

....

4. Woher stammen die Enzyme Trypsin und Chymotrypsin?

....

5. Über welches Blutgefäß gelangen die resorbierten Nahrungsbestandteile in die Leber?

....

25.3 Ordne die Begriffe den Fettsäuren zu

1. gesättigte Fettsäuren
2. ungesättigte Fettsäuren

a. sind essenziell
b. lagern sich in Arterien ab
c. besitzen Doppelbindungen
d. kommen in Lachs vor
e. kommen in Schlagobers vor

25.4 Löse die Aufgabe

Wie errechnet sich der Body Mass Index? Berechne das Beispiel eines 180 cm großen Mannes mit einem Körpergewicht von 90 kg.

....

....

25.5 Verbinde die Kästchen und ordne den Vitaminen ihre Funktion im Organismus zu

1. Mineralisation des Knochens	a. Vitamin K
2. stärkt das Immunsystem	b. Vitamin B1 (Thiamin)
3. unterstützt das Nervensystem	c. Vitamin A
4. unentbehrlich für die Zellteilung	d. Vitamin D
5. Bildung von Blutgerinnungsfaktoren	e. Vitamin C
6. Bestandteil des Sehpurpurs	f. Vitamin B9 (Folsäure)

25.6 Füge die fehlenden Lebensmittelgruppen in die Ernährungspyramide ein

a. Fette; b. alkoholfreie Getränke; c. Milchprodukte; d. Süßes

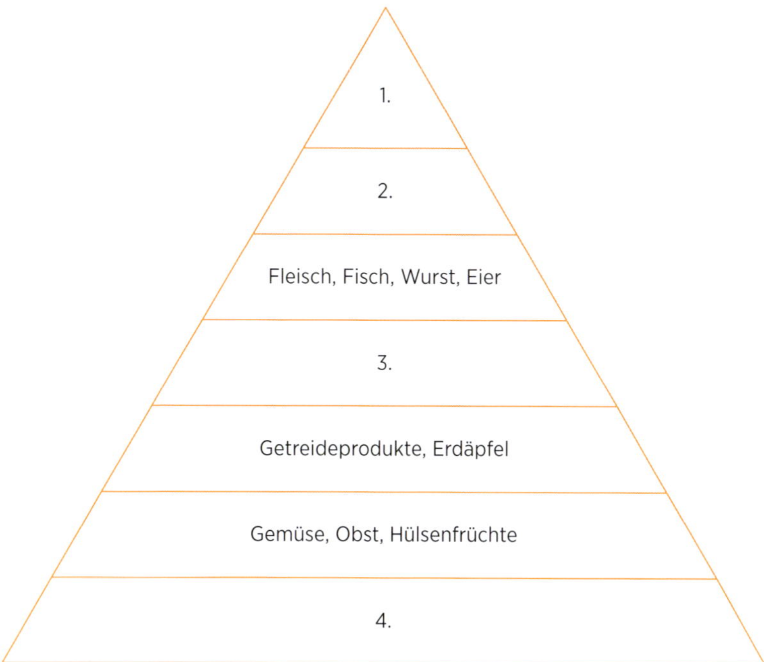

Wissensüberprüfung

Das habe ich gewusst		
Frage 25.1	☐ ja	☐ nein
Frage 25.2	☐ ja	☐ nein
Frage 25.3	☐ ja	☐ nein
Frage 25.4	☐ ja	☐ nein
Frage 25.5	☐ ja	☐ nein
Frage 25.6	☐ ja	☐ nein

Lösungsteil

2 Terminologie

2.1 Ebenen des Körpers: 1. Transversalachse und Sagittalachse; 2. Medianebene; 3. Frontalebene

2.2 Paare: 1.c; 2.e; 3.d; 4.a; 5.f; 6.b

2.3 Bewegungsrichtungen: 1.b; 2.c; 3.a; 4.e; 5.d

2.4 Fehlende Richtungen: 1. superior; 2. dexter; 3. lateral; 4. proximal; 5. dorsal; 6. anterior

2.5 Rätsel: 1. ventral; 2. fibular; 3. dorsal; 4. kaudal; 5. medial; 6. proximal; 7. ulnar

2.6 Farben: 1. grüner Star; 2. weiße Blutzelle; 3. schwarzer Hautkrebs; 4. gelbe Fetteinlagerung in der Haut; 5. rote Blutzelle; 6. gelber Fleck (Netzhaut des Auges)

3 Grundlagen der Biologie, Chemie und Physik

3.1 Lückentext: 1.c; 2.g; 3.f; 4.b; 5.e; 6.a; 7.d

3.2 Vier Schlüsselelemente: Wasserstoff; Sauerstoff; Kohlenstoff; Stickstoff

3.3 Spurenelemente: 1.c; 2.a; 3.b

3.4 Begriffe: 1.d; 2.b; 3.c; 4.a

3.5 Single Choice: 1.c; 2.a, 3.d

3.6 Rätsel: 1. Aminosäuren; 2. Denaturierung; 3. Eiweiß; 4. essenziell; 5. Ribosomen; 6. einundzwanzig; 7. Desoxyribonukleinsäure

3.7 Multiple Choice: 1.a, d; 2.a, d

3.8 Multiple Choice: 1.b, c; 2.b, d; 3.b, d

3.9 1. nach der Anzahl der Protonen (Ordnungszahl) im Atomkern; 2. Kern: Protonen (positiv); Neutronen (ungeladen); Hülle: Elektronen (negativ); 3. C:H:O = 1:2:1; 4. acht; sie können nicht vom Körper gebildet, sondern müssen mit der Nahrung zugeführt werden; 5. als ATP (Adenosintriphosphat); 6.a) Stärke, b) Glykogen; 7. aus einer schwachen Säure und ihrer korrespondierenden Base; 8. LDL (Low Density Protein); 9: ab $<7{,}35$

4 Zelle

4.1 Strukturen: 1.e; 2.a; 3.b; 4.c; 5.d

4.2 Lückentext: 1.c; 2.f; 3.d; 4.a; 5.e; 6.b

4.3 Rätsel: 1. Mitochondrien; 2. Golgi Apparat; 3. Ribosomen; 4. Fettsynthese; 5. Zentriolen; 6. Zellkern; 7. Vesikel; 8. Zytoplasma

4.4 Single/Multiple Choice: 1.a, d; 2.d

4.5 Silbenrätsel: 1. Interphase; 2. Mitose; 3. Chromosom; 4. haploid; 5. Polkörper; 6. Reduktionsteilung

4.6 Zellen: 1.h; 2.l; 3.k; 4.a; 5.d; 6.e; 7.b; 8.c; 9.j; 10.g; 11.i; 12.f

4.7 Eigenschaften: 1.b; 2.c; 3.a

4.8 Multiple Choice: 1.a, c, d; 2.b, d, e; 3.a, d

4.9 Transportvorgänge der Zelle: 1. Osmose; 2. Diffusion; 3. Phagozytose; 4. Exozytose

4.10 1. hohe Teilungsfreudigkeit und die Möglichkeit zur Differenzierung; 2. totipotente und pluripotente Stammzellen; 3. Interphase; 4. Eukaryoten sind Lebewesen mit Zellen mit membranbegrenztem Zellkern und Zellorganellen; 5. Autosomen; 6. in den Mitochondrien (maternal vererbte DNA); 7. Adenin – Thymin; Guanin – Cytosin; 8. Albumine; 9. Phagozytose

5 Genetik und Evolution

5.1 Begriffe: 1.c; 2.d; 3.b; 4.e; 5.a

5.2 Single/Multiple Choice: 1.b; 2.b, d; 3.a, d

6 Gewebe

6.1 Ordne zu: 1.d; 2.c; 3.e; 4.b; 5.a

6.2 Multiple Choice: 1.b, c; 2.b, d; 3.a, d

6.3 Gewebezellen: Chondroklasten – Fibrozyten – Osteoblasten – Chondrozyten – Osteoklasten

6.4 Epithel: 1.c; 2.a; 3.e; 4.f; 5.d; 6.b

6.5 Ordne zu: 1.g; 2.f; 3.a; 4.h; 5.b; 6.c; 7.d; 8.e

6.6 Begriffe: 1.b, d, f; 2.a, e; 3.b, c, d, g

6.7 Rätsel: 1. Parenchym; 2. serös; 3. Klasten; 4. hyalin; 5. Urothel; 6. Kinozilie; 7. Mikrovilli

6.8 1. Epithel; Binde- und Stützgewebe; Muskelgewebe; Nervengewebe; 2. im Kontakt zur Basalmembran (mehrschichtige: nur die unterste Zellschicht; mehrreihige: alle Zellen); 3. verbindet die beiden Schambeinäste; besteht aus Faserknorpel; 4. Neurit oder Axon; 5. Skelettmuskulatur und Herzmuskulatur; 6. retikuläre Fasern; 7. quergestreifter Muskel; 8. desmal oder direkt (aus embryonalem Bindegewebe ohne knorpelige Vorstufe); 9. Osteoklasten

7 Das knöcherne Skelett

7.1 Bewegungen: 1.b; 2.d; 3.c; 4.a

7.2 Lateinische Bezeichnungen: 1. Humerus; 2. Tibia; 3. Sternum; 4. Os ilium; 5. Femur; 6. Costa; 7. Atlas

7.3 Strukturen am knöchernen Schädel (vorne): 1.b; 2.f; 3.e; 4.a; 5.d; 6.c

7.4 Strukturen am knöchernen Schädel (seitlich): 1.e; 2.f; 3.c; 4.d; 5.a; 6.b; 7.g

7.5 Knochen des Skeletts: 1.f; 2.c; 3.d; 4.h; 5.b; 6.e; 7.g; 8.a

7.6 Strukturen des Wirbels: 1.d; 2.e; 3.b; 4.c; 5.a; 6.f

7.7 Rätsel: 1. Os occipitale; 2. Os ilium; 3. Os sphenoidale; 4. Maxilla; 5. Vomer; 6. Os temporale; 7. Os parietale; 8. Os ethmoidale; 9. Os frontale; 10. Mandibula; 11. Os lacrimale; 12. Cranium

7.8 1.d; 2.e; 3.b; 4.a; 5.c

7.9 Multiple Choice: 1.b, d; 2.b, d; 3.a, b, c

7.10 Oberarmknochen: 1.d; 2.f; 3.b; 4.a; 5.c; 6.e

7.11 Knochen der Hand: 1. Fingermittelglied; 2. Mittelhandknochen; 3. großes Vieleckbein; 4. Kahnbein; 5. Speiche; 6. Kopfbein; 7. Erbsenbein; 8. Mondbein

7.12 Knochenteile: 1.d; 2.e; 3.g; 4.f; 5.b; 6.a, g; 7.c

7.13 Knochen des Fußes: 1. Schienbein; 2. Sprungbein; 3. Kahnbein; 4. Keilbein; 5. Mittelfußknochen; 6. Großzehenendglied; 7. Würfelbein; 8. Keilbein

7.14 Gelenksformen, Freiheitsgrade: 1. Sattelgelenk, 2 FHG; 2. Rad- oder Zapfengelenk, 1 FHG; 1. Kugelgelenk, 3 FHG; 4. Scharniergelenk, 1 FHG

7.15 1. Kugelgelenk; 2. luftgefüllter Knochen; 3. Synostose; 4. Synovia; dient der Ernährung des Gelenkknorpels; 5. Daumengrundgelenk; 6. zwei; 7. zwei; 8. Nervus medianus; 9. Spongiosa; 10. Plantaraponeurose

8 Skelettmuskulatur

8.1 Muskeln des Schädels: 1.d; 2.g; 3.a; 4.c; 5.e; 6.f; 7.b

8.2 Muskeln (vorne): 1.a; 2.d; 3.b; 4.f; 5.c; 6.e; 7.h; 8.g

8.3 Muskeln (hinten): 1.e; 2.f; 3.c; 4.a; 5.d; 6.b

8.4 Fragen: 1.a, c; 2.k; 3.j; 4.e, g

8.5 1. M. masseter, M. temporalis; 2. entspringen vom Knochen und ziehen in die Haut; 3. Kopfwender (bewegt den Kopf gegenüber dem Rumpf); 4. äußere Zwischenrippenmuskeln und Zwerchfell; 5. gerader Bauchmuskel (M. rectus abdominis); 6. Afterhebermuskel (M. levator ani)

9 Das Herz

9.1 Strukturen: 1.c; 2.f; 3.d; 4.e; 5.g; 6.i; 7.j; 8.h; 9.a; 10.b

9.2 Silbenrätsel: 1. Zwischenfellraum; 2. Herzbasis; 3. Zwischenrippenraum; 4. Zwerchfell; 5. Lungenflügeln

9.3 Multiple Choice: 1.a, c; 2.b, c; 3.a, c

9.4 Begriffe: 1.a, d, e; 2.b, c

9.5 Reizleitungssystem: 1. Sinusknoten; 2. AV-Knoten; 3. His-Bündel; 4. Kammerschenkel; 5. Purkinje-Fasern

9.6 1. Kammerflimmern; 2. Asystolie; 3. Klappeninsuffizienz; 4. Bradykardie

9.7 Rätsel: 1. Myokard; 2. Vena cava; 3. Mitralklappe; 4. Sehnenfäden; 5. Endokard; 6. Herzbeutel; 7. Aorta

9.8 1. die Muskulatur des linken Ventrikels; 2. Segelklappen (Trikuspidal- und Mitralklappe); 3. Herzseptum; 4. im gesamten linken Herzen; 5. Endokard; besteht aus einschichtigem Plattenepithel auf einer Basalmembran; 6. Anspannungsphase und Austreibungsphase; 7. verbinden die Segelklappen mit den Papillarmuskeln und verhindern das Öffnen der Segelklappen Richtung Vorhöfe während der Systole; 8. leiten die Erregung vom Reizleitungssystem auf die Kammermuskulatur weiter; 9. HMV = Schlagvolumen in ml × Herzschläge pro min; 10. Parasympathikus

10 Kreislauf- und Gefäßsystem

10.1 Zuordnung: Arterien: a, c, e, g; Venen: b, d, e, f

10.2 Arterien: 1.b; 2.d; 3.f; 4.a; 5.g; 6.c; 7.e

10.3 Arterien des Armes: 1.e; 2.d; 3.b; 4.c; 5.a

10.4 Arterien des Beines: 1.f; 2.c; 3.a; 4.e; 5.b; 6.d

10.5 Fragen: 1.a; 2.i; 3.g, k; 4.c, e

10.6 Venen: 1.c; 2.e; 3.a; 4.b; 5.d

10.7 Venen des Armes: 1.c; 2.e; 3.a; 4.b; 5.d

10.8 Venen des Beines: 1.d; 2.a; 3.e; 4.c; 5.b

10.9 Rätsel: 1. Renin; 2. Nebenniere; 3. Sympathikus; 4. Angiotensin; 5. Hypertonie

10.10 Multiple Choice: 1.d, e; 2.a, d; 3.b, d, e

10.11 Erkrankungen des Kreislaufsystems: 1. Hypertonie; 2. Hypotonie; 3. Erguss; 4. Ödem

10.12 1. A. poplitea; 2. zwei Arterien mit sauerstoffarmem Blut; 3. umgeht den kindlichen Lungenkreislauf; 4. Adventitia (besteht aus lockerem Bindegewebe); 5. im Vorhofseptum, es verbindet den rechten Vorhof mit dem linken; 6. Pfortader (V. portae); 7. verbinden die oberflächigen mit den tiefen Beinvenen; 8. in den Kapillaren, aufgrund ihres großen Gesamtdurchmessers; 9. der Selektion der Substanzen, die vom Blut ins Gehirn übertreten sollen

11 Atemorgane

11.1 Kehlkopfskelett: 1.b; 2.d; 3.f; 4.c; 5.e; 6.a

11.2 Lückentext: 1.e; 2.c; 3.a; 4.d; 5.g; 6.f; 7.b

11.3 Höhlen des Schädels: 1.b; 2.d; 3.e; 4.a; 5.c; 6.f

11.4 Übersetzungen: 1.c; 2.f; 3.a; 4.b; 5.g; 6.d; 7.e

11.5 Bronchialbaum: 1.c; 2.e; 3.a; 4.b; 5.d

11.6 Symptome: 1.c; 2.d; 3.a; 4.b

11.7 Multiple Choice: 1.c, d; 2.a, b, d; 3.a, b

11.8 Begriffe: 1.b, e; 2.a, c; 3.d

11.9 Rätsel: 1. Surfactant; 2. Rippenfell; 3. Pleura visceralis; 4. Pleuraerguss; 5. Luft; 6. Epiglottis; 7. Gaumen

11.10 1. Kehldeckel (Epiglottis); 2. Stirnbeinhöhle (Sinus frontalis), Oberkieferhöhle (S. maxillaris), Keilbeinhöhle (S. sphenoidalis), Siebbeinzellen (Cellulae ethmoidales); 3. befeuchten Atemwege und Atemluft; 4. vermindert die Oberflächenspannung der Alveolen, damit sie nicht kollabieren; 5. in den Mitochondrien, um ATP aus Glukose zu gewinnen; 6. im verlängerten Mark (Medulla oblongata); 7. Atemzugvolumen + inspiratorisches Reservevolumen + exspiratorisches Reservevolumen; 8. Phonation

12 Blut

12.1 Rätsel: 1. Serum; 2. rot; 3. Thrombozyten; 4. Eisen; 5. Thymus; 6. Histamin; 7. Milz; 8. Plasmazelle; 9. Albumine

12.2 Blutzellen: Erythrozyt: a, f, g, i; Leukozyt: b, c, d, j; Thrombozyt: e, f, h

12.3 Lückentext: 1. unspezifische; 2. zellulären; 3. Phagozytose; 4. Fresszellen; 5. Interferone; 6. C-reaktive Protein (CRP); 7. erworbene; 8. Antikörper; 9. Antigenen

12.4 Fehlende Bezeichnungen der Zellen: 1. Retikulozyt; 2. Monozyt; 3. Eosinophiler; 4.Thrombozyten

12.5 Multiple Choice: 1.a, c, d; 2.a, b; 3.b, c

12.6 Übersetze: 1. Blut; 2. Milz; 3. Knochenmark; 4. Blutplättchen; 5. rote Blutzelle

12.7 Veränderungen des Blutes: 1. Allergie; 2. Anämie; 3. Thrombose; 4. Leukozytose; 5. Embolie

12.8 1. Blutplasma; 2. Vitamin K; 3. Thrombozyten (Blutplättchen); 4. im roten Knochenmark; 5. T-Suppressorzellen; 6. Chemotaxis; 7. T- und B-Lymphozyten sowie natürliche Killerzellen; 8. Antigen A und B an der Erythrozyten-Oberfläche; keine Antikörper im Plasma; 9. Eisen

13 Lymphatisches System

13.1 Fachtermini: 1. Thymus; 2. Tonsilla pharyngea; 3. Appendix vermiformis; 4. Lien; 5. Nodulus lymphaticus; 6. Tonsilla palatina

13.2 Multiple Choice: 1.a, b; 2.a, d; 3.a, d

13.3 Begriffe: 1.b; 2.d; 3.c; 4.a

13.4 1. intraperitoneal im linken Oberbauch auf Höhe des Pankreas; 2. im Thymus (Bries); 3. lymphatisches Gewebe im Gaumen-Rachen-Bereich

14 Verdauungssystem

14.1 Strukturen des Zahns: 1.e; 2.d; 3.c; 4.a; 5.b; 6.f

14.2 Geschmacksrichtungen: 1. Fadenpapillen, Pilzpapillen, Blattpapillen, Wallpapillen; 2. süß, sauer, salzig, bitter, umami

14.3 Organe des Verdauungstraktes: 1.b; 2.a; 3.d; 4.c; 5.f; 6.e; 7.g

14.4 Bauchorgane: 1.a, d; 2.b, c; 3.e

14.5 Abschnitte des Magens: 1. Magengrund (Fundus); 2. Magenkörper (Corpus); 3. Magenvorhof (Antrum); 4. Magenmund (Cardia); 5. Pförtner (Pylorus)

14.6 Fragen: 1. Muzin; 2. Vitamin B12; 3. Kerckring-Falten, Zotten, Krypten, Mikrovilli; 4. Duodenum, Jejunum, Ileum; 5. Tänien

14.7 Abschnitte des Dickdarms: 1.d; 2.a; 3.e; 4.b; 5.g; 6.c; 7.f

14.8 Strukturen der Leber: 1.c; 2.a; 3.f; 4.e; 5.b; 6.d

14.9 Rätsel: 1. Pylorus; 2. Leber; 3. Ileum; 4. After; 5. Amylase; 6. Enamelum; 7. zwanzig; 8. Haustren; 9. Pepsinogen

14.10 Single/Multiple Choice: 1.b; 2.c, d; 3.a, e

14.11 Lateinische Fachtermini: 1. Oesophagus; 2. Ventriculus; 3. Duodenum; 4. Hepar; 5. Colon; 6. Caecum; 7. Vesica fellea; 8. Appendix vermiformis

14.12 Funktionen der Leber: a; c; d; f; g; h

14.13 Pankreas: Endokrines Pankreas: a, d, e, g; exokrines Pankreas: b, c, f, h

14.14 Richtige Aussagen: 1.; 2.; 5.

14.15 Krankheitsbilder: 1. Diabetes mellitus Typ 1; 2. Malabsorption; 3. Maldigestion; 4. Diabetes mellitus Typ 2

14.16 1. Fadenpapillen (Papillae filiformes); 2. 32; 3. Ohrspeicheldrüse (Glandula parotis), Unterzungenspeicheldrüse (Gl. sublingualis), Unterkieferspeicheldrüse (Gl. submandibularis); 4. Belegzellen; 5. der hormonproduzierende (endokrine) Anteil; 6. Albumine und Gerinnungsfaktoren; 7. Ductus choledochus; 8. Lymphgefäß; 9. äußerer Afterschließmuskel (M. sphincter ani externus)

15 Hormonsystem

15.1 Hormondrüsen: 1.b; 2.e; 3.a, c, d, f

15.2 Fragen zur Schilddrüse: 1. vor dem 2.–4. Luftröhrenring; 2. Struma; 3. Jod; 4. Kochsalz; 5. Trijodthyronin, Thyroxin

15.3 Rätsel: 1. Cortisol; 2. Schilddrüse; 3. Oxytocin; 4. Prolaktin; 5. FSH; 6. Melatonin; 7. Adrenalin; 8. Statin; 9. Hypothalamus; 10. Renin

15.4 Symptom: 1.a, c, d, e; 2.b, f

15.5 Hormone: b, d, e, g, i

15.6 Lückentext: 1.e; 2.g; 3.d; 4.i; 5.h, 6.b; 7.c

15.7 Tabelle: 1.b; 2.d; 3.a; 4.e; 5.c

15.8 Hormone: 1.a, b, d; 2.c, e

15.9 Wirkung der Hormone: 1.c; 2.f; 3.d; 4.b; 5.e; 6.a

15.10 Drüsen in lateinischer Sprache: 1. Glandula parathyreoidea; 2. Hypophyse; 3. Glandula suprarenalis; 4. Glandula thyroidea; 5. Ovarium; 6. Testis

15.11 Multiple Choice: 1.a, b, e; 2.b, c; 3.a, c, d

15.12 Erkrankungen: 1. Hypoparathyreoidismus; 2. Morbus Addison; 3. Akromegalie; 4. Phäochromozytom

15.13 1. Schilddrüse, Nebennierenrinde, Eierstöcke, Hoden; 2. Hypothalamus; 3. Jod; 4. ermöglichen Wachstum und Ausreifung des Nervensystems; 5. STH (somatotropes Hormon oder Wachstumshormon), Prolaktin, MSH (melanozytenstimulierendes Hormon); 6. Aldosteron, es steigert den Blutdruck; 7. bewirkt Kontraktion und steigert die Wehentätigkeit; 8. Zona reticularis

16 Harnorgane

16.1 Strukturen: 1.a; 2.c; 3.d; 4.f; 5.g; 6.e; 7.h; 8.b

16.2 Rätsel: 1. Aorta; 2. Bogenarterie; 3. Vas afferens; 4. Glomerulus; 5. Zwischenlappenarterie; 6. Henle-Schleife; 7. Nephron; 8. Bowman-Kapsel

16.3 Hormone der Niere: Renin: a, b, e; Erythropoetin: c, d, f

16.4 Bezeichnungen: 1.b; 2.e; 3.f; 4.c; 5.d; 6.g; 7.a

16.5 Multiple Choice: 1.a, c, d; 2.a, c; 3.c, d

16.6 Strukturen des Nephrons: 1.c; 2.e; 3.f; 4.b; 5.a; 6.d

16.7 Ausscheidungsprodukte: physiologisch: a, d, e; pathologisch: b, c, f, g

16.8 Lückentext: 1. glatter; 2. vegetativen; 3. voller; 4. die Harnröhre; 5. quergestreifter; 6. somatischen

16.9 Inkontinenzformen: 1. Belastungsinkontinenz; 2. Überlaufinkontinenz; 3. Dranginkontinenz; 4. funktionelle Inkontinenz

16.10 Lateinische Termini: 1. Ren; 2. A. renalis; 3. Pelvis renalis; 4. Ureter; 5. Vesica urinaria; 6. A. arcuata; 7. Urethra

16.11 1. in der Nierenrinde; 2. bildet die dreidimensionale Wand der Harnblase; 3. aus Glomerulus und Bowman-Kapsel; 4. entspricht dem Druck, den der filtrierte Primärharn in der Kapsel erzeugt; 5. 10 mmHg; 6. entspricht annähernd dem Blutplasma; 7. Kreatinin; 8. Renin (blutdrucksteigernd) und Erythropoetin (regt die Bildung der roten Blutzellen an)

17 Geschlechtsorgane

17.1 Strukturen: 1.c; 2.d; 3.a; 4.h; 5.e; 6.f; 7.g; 8.b

17.2 Lateinische Fachtermini: 1. Uterus; 2. Vagina; 3. Tuba uterina; 4. Clitoris; 5. Labia majora; 6. Ovar

17.3 Multiple Choice: 1.a, b, d; 2.a, c; 3.a, d, e

17.4 Bänder der Gebärmutter: 1. Ligamentum suspensorium ovarii; 2. Ligamentum latum uteri; 3. Mesosalpinx; 4. Ligamentum sacrouterinum

17.5 Rätsel: 1. Portio; 2. Progesteron; 3. Graaf; 4. Eileiter; 5. Menstruation; 6. Damm; 7. Corpus luteum

17.6 Lückentext: 1. Hoden; 2. Descensus; 3. Läppchen; 4. Hodennetz; 5. Testosteron

17.7 Strukturen: 1.g; 2.c; 3.b; 4.a; 5.h; 6.e; 7.i; 8.f; 9.d

17.8 Rätsel: 1. Leistenkanal; 2. Prostata; 3. Sertoli; 4. Eichel; 5. Hoden; 6. Nebenhoden; 7. Pubertät

17.9 Begriffe: 1.a, b, f; 2.c, d, e

17.10 Lateinische Fachtermini: 1. Testis; 2. Epididymis; 3. Prostata; 4. Ductus deferens; 5. Praeputium; 6. Corpus spongiosum penis; 7. Glans penis

17.11 1.a, b, f; 2.e, g, h, i; 3.c, d

17.12 Falsche Aussagen: 1; 5

17.13 Abweichungen: 1. Turner-Syndrom; 2. Triple-X-Syndrom; 3. Hermaphroditismus; 4. Klinefelter-Syndrom

17.14 1. Ligamentum latum uteri; 2. Eileiter und Eierstock (als „Anhängsel" der Gebärmutter); 3. um den 14. Tag; 4. Heranreifen des Primordialfollikels zum sprungreifen Graaf-Follikel; 5. Functionalis; 6. Oxytocin; 7. Speicherung und Reifung der Spermien; 8. paarigen Penisschwellkörper (Corpus cavernosum penis) und unpaaren Harnröhrenschwellkörper (C. spongiosum penis); 9. Bläschendrüse; 10. Flimmerepithel

18 Nervensystem

18.1 Lückentext: 1.f; 2.b; 3.c; 4.e; 5.d; 6.a

18.2 Abschnitte des Neurons: 1.c; 2.e; 3.a; 4.b; 5.d

18.3 Funktionen des Nervensystems: 1.e, g; 2.b, f; 3.d; 4.c; 5.a

18.4 Anteile der Synapse: 1.b; 2.e; 3.c; 4.a, 5.d; 6.f

18.5 Multiple Choice: 1.b, c; 2.a, d; 3.a, c

18.6 Begriffe: 1.c, e, f; 2.a, b, d, g

18.7 1. Kommissurenbahnen (Balken, Fornix, Adhaesio interthalamica); 2. Limbisches System; 3. im verlängerten Mark (Medulla oblongata); 4. zwischen den Muskelschichten des Darmrohres; 5. Schlaf-Wach-Rhythmus; 6. in der vorderen Zentralwindung (Gyrus praecentralis); 7. Thalamus im Bereich des Zwischenhirns; 8. Astrozyten; 9. Nervenzellkörper und deren Dendriten; 10. die Pyramidenbahn kreuzt im Bereich des Hirnstammes auf die gegenüberliegende Seite; 11. die Handmuskulatur ist besonders gut innerviert; diese Nervenzellkörper nehmen in der vorderen Zentralwindung ein größeres Areal ein

19 Zentrales Nervensystem

19.1 Lückentext: 1.b; 2.a; 3.d; 4.g; 5.e; 6.f; 7.c

19.2 Lateinische Fachtermini: 1. Lobus temporalis; 2. Pons; 3. Corpus callosum; 4. Hypophyse; 5. Cerebellum; 6. Diencephalon; 7. Medulla oblongata; 8. Telencephalon

19.3 Lappen des Gehirns: 1.b; 2.a; 3.d; 4.a; 5.b; 6.c

19.4 Bahnen des Gehirns: 1.a, c, d; 2.b, e, f; 3.g

19.5 Single/Multiple Choice: 1.a, c, d, e; 2.c; 3.b; 4.b, e

19.6 Strukturen des Gehirns: 1.d; 2.b; 3.f; 4.e; 5.c; 6.g; 7.a

19.7 Rätsel: 1. Limbisches System; 2. Thalamus; 3. Kleinhirn; 4. verlängertes Mark; 5. Hirnhäute; 6. Pons; 7. Ventrikel; 8. Liquor; 9. Aquädukt

19.8 Rindenfelder: 1.a; 2.c; 3.b; 4.d

19.9 Strukturen an der Basis des Gehirns: 1.e; 2.b; 3.f; 4.c; 5.a; 6.g; 7.d; 8.h

19.10 Anzahl der Spinalnervenpaare: 1. acht; 2. zwölf; 3. fünf; 4. fünf; 5. eins

19.11 Strukturen der Hirnhäute: 1. Dura mater; 2. Leptomeninx; 3. Arachnoidea; 4. Falx cerebri; 5. Falx cerebelli; 6. Tentorium cerebelli

19.12 Strukturen des Rückenmarks: 1.g; 2.h; 3.d; 4.f; 5.b; 6.a; 7.e; 8.c; 9.i

19.13 Multiple Choice: 1.a, c; 2.b, d; 3.b, d

19.14 Innere Liquorräume: 1. Seitenventrikel; 2. dritter Ventrikel; 3. Aquädukt; 4. vierter Ventrikel

19.15 Strukturen der Hirnhäute: 1.b; 2.a; 3.d; 4.f; 5.e; 6.c

19.16 Symptome der Krankheitsbilder: 1.c; 2.d; 3.a; 4.b

19.17 Lähmungen: 1. Facialisparese; 2. Parese; 3. Hemiplegie

19.18 1. Gehirn und Rückenmark; 2. Aquädukt; 3. 31 Paare; 4. im Seitenhorn des Brust- und Lendenmarks

20 & 21 Peripheres und vegetatives Nervensystem

20.&21.1 Hirnnerven: 1.d; 2.c; 3.e; 4.a; 5.b

20.&21.2 Nervengeflechte: Hals: d; Arm: c, e, f; Lenden: a, b

20.&21.3 Richtige Behauptungen: a, b, e

20.&21.4 Lückentext: 1.a; 2.f; 3.i; 4.c; 5.j; 6.g

20.&21.5 Wirkung des Sympathikus: 1. erhöht Schlagkraft und Herzfrequenz; 2. erweitert die Pupille; 3. vermindert die Sekretion; 4. fördert Ejakulation

20.&21.6 Wirkung des Parasympathikus: 1. verengt die Bronchien; 2. senkt den Blutdruck; 3. vermindert Durchblutung; 4. fördert Peristaltik

20.&21.7 1. aus den Eingeweiden; 2. N. vagus (X. Hirnnerv); 3. Pyramidenbahn; 4. Fasern des Sympathikus

22 Schlaf-Wach-Rhythmus

22.1 Lückentext: Hypothalamus – Melatonin – hemmt – REM – Elektrookulographie – Elektroencephalographie – 16 – 6–8

22.2 Schlafstörungen: 1. Insomnie; 2. Bruxismus; 3. Enuresis nocturna; 4. Pavor nocturnus; 5. Somnambulismus

23 Sinnesorgane

23.1 Rätsel: 1. Aderhaut; 2. blinder Fleck; 3. Sehpurpur; 4. Pupille; 5. Glaskörper; 6. Zapfen; 7. Hornhaut; 8. Linse

23.2 Strukturen des Auges: 1.h; 2.c; 3.i; 4.a; 5.f; 6.e; 7.b; 8.g; 9.d

23.3 Übersetze ins Deutsche: 1. Aderhaut; 2. Regenbogenhaut; 3. gelber Fleck; 4. Sehnerv; 5. Pupillenweitsteller; 6. Glaskörper; 7. Linse

23.4 Reihenfolge der Strukturen: 1.c; 2.d; 3.e; 4.b; 5.a

23.5 Strukturen des Ohres: 1.f; 2.a; 3.d; 4.g; 5.b; 6.e; 7.c

23.6 Lateinische Fachtermini: 1. Stapes; 2. Tuba auditiva; 3. Membrana tympani; 4. Malleolus; 5. Scala vestibuli; 6. Nervus vestibulocochlearis

23.7 Begriffe: 1.d; 2.e; 3.a; 4.c; 5.b

23.8 Single/Multiple Choice: 1.a, b, f; 2.a, c, d; 3.c

23.9 Lückentext: Nasen- – gelbe – Stützzellen – Chemo – Riechhärchen – Siebbeins – Riechzentrum

23.10 Erkrankungen der Sinnesorgane: 1. Alterssichtigkeit; 2. Kurzsichtigkeit; 3. Verlust des Geruchssinns; 4. Altersschwerhörigkeit

23.11 Linsen: 1. Zerstreuungslinse; 2. Sammellinse; 3. Zylinderglas

23.12 1. Sclera und Cornea (Lederhaut und Hornhaut); Chorioidea (Aderhaut); Retina (Netzhaut); 2. M. sphincter pupillae; 3. nimmt die Bewegung im Raum wahr; 4. sie flacht sich ab; 5. dient dem Abfluss des Kammerwassers; ansonsten entsteht ein Überdruck im Auge (Glaukom); 6. Mittelohr und Rachen (zum Druckausgleich im luftgefüllten Mittelohr); 7. es liegt wie eine Membran zwischen äußerem Ohr und Mittelohr; 8. Produktion von Ohrenschmalz

24 Haut

24.1 Strukturen der Haut: 1.c; 2.e; 3.d; 4.a; 5.b; 6.f

24.2 Abschnitte des Haares: 1.c; 2.d; 3.a; 4.e; 5.b

24.3 Strukturen des Nagels: 1.d; 2.a; 3.b; 4.f; 5.c; 6.e

24.4 Rätsel: 1. Konduktion; 2. Merkel-Zellen; 3.Vibration; 4. Schmerz; 5. Konvektion; 6. Handfläche; 7. Talgdrüsen; 8. Wollhaare; 9. Melanin

24.5 Erkrankungen der Haut: 1. Hyperhidrose; 2. Alopecia areata; 3. Petechie; 4. Zyanose; 5. Hypertrichose; 6. Ikterus

25 Ernährung

25.1 Rätsel: 1. Laktose; 2. Glykogen; 3. Insulin; 4. Saccharose; 5. Pankreas; 6. ATP; 7. Leber; 8. Ptyalin; 9. Duodenum

25.2 Fragen zu den Eiweißen: 1. Aminosäuren; 2. acht; 3. Salzsäure; 4. Pankreas; 5. Pfortader

25.3 Begriffe: 1.b, e; 2.a, c, d

25.4 BMI = Körpergewicht in kg : (Körpergröße in m)^2, d. h. 90 : (1,8)^2 ≈ 27,8

25.5 Vitamine und ihre Funktion: 1.d; 2.e; 3.b; 4.f; 5.a; 6.c

25.6 Ernährungspyramide: 1.d; 2.a; 3.c; 4.b